1日3分からはじめる！
姿勢改善メソッドで「元気な身体」を手に入れる

中村 彰宏

SANNO BOOKS

はじめに

◎悩みの原因は「姿勢」にある

あなたは、今、どのようなことにお悩みで、この本を手に取りましたか？　長年続く関節の痛みでしょうか。コチコチに固まった肩こりでしょうか。それとも、生活を脅かす腰痛でしょうか。

本書は、「**かけがえのない正しい姿勢が、確実に手に入る本**」です。家にあるものですぐに取り組めるため、お金もかかりません。世界一簡単な**姿勢改善メソッド**です。

ちょっとここで、あなたが抱えている痛みやこりなどの原因を確認してみましょう。

まず、自宅で最も大きなフライパンを1つ用意してください。

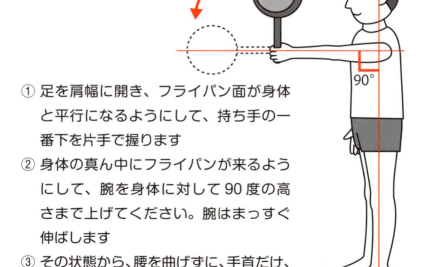

① 足を肩幅に開き、フライパン面が身体と平行になるようにして、持ち手の一番下を片手で握ります
② 身体の真ん中にフライパンが来るようにして、腕を身体に対して90度の高さまで上げてください。腕はまっすぐ伸ばします
③ その状態から、腰を曲げずに、手首だけ、少しずつ前方向へ下ろしてください

いかがでしょうか？　あなたの腕は、疲れを感じ始めませんか？　ところが再度フライパンを身体と平行になるように元の位置に戻してみるとどうでしょう。その方が楽に持てることがわかると思います。

　このフライパンはあなたの頭のようなものです。そして、あなたが長年悩んでいる痛みやこりは、まさに今、フライパンを持つ手と同じ状況です。あなたの身体に少しずつ負荷をかけている存在、それはずばり、**姿勢**です！

「茹でガエルの法則」を聞いたことはありますか？　２匹のカエルのうち、１匹は熱湯の容器へ。もう１匹は、徐々に昇温する冷水の容器に入れます。熱湯の容器に入れられたカエルはすぐに飛び出しますが、徐々に昇温する容器のカエルは、温度の変化を感じられずに、そのまま茹だってしまうという疑似科学的な作り話ですが、環境適応能力を持つ人間への分かりやすい比喩です。

　悪い姿勢は、この昇温する容器と同じように、徐々にあなたの身体に負荷を与えていきます。人間は良くも悪くもホメオスタシス（恒常性）に守られています。たとえ悪い状況下にいても、それを維持しようとするのです。ところがそのことに気づかずにいると、ある日突然悪くなったかのように、痛みやこり、骨の変形などが露呈します。

　決して、突然発生したわけではないのです。あなたの関節や筋肉は、日々の悪い姿勢の負荷に耐えられなくなり、ついに悲鳴を上げたのです。

しかし、「**原因は姿勢にある**」ということが分かったら、あなたの痛みやこりは改善へ向かいます。さあ、これまで苦しんできた、長い長い悩みのトンネルからの脱出です！

◎生活習慣があなたの姿勢を悪くする

正しい姿勢を身につけると、重心が正しい位置に戻ります。重心が正しい位置にあると、背骨がシャキッと伸びます。その背骨には、自律神経が走行しています。つまり、姿勢を正すことで、自律神経が整います。自律神経も整うことで、次のような効果が期待できます。

- **身体の自然治癒力が増大する**
- **腰や膝の痛み、肩こりが軽減する**
- **パフォーマンスが向上する**
- **痩せる**
- **メンタルヘルスが安定する**

「これまでにもいろいろと試してみたけれど、長続きしなかった」という方もいらっしゃるでしょう。では、あなたが正しい姿勢を手に入れるのを阻む、大きな壁は何でしょうか。それは、**生活習慣**です。

あなたは家でソファに腰掛けてテレビを見ますか？　それとも、床で横座りして見ますか？
職場では、足を組んで仕事をしていませんか？　また、組む足は右ですか？　それとも左ですか？

我々人間の毎日には、沢山の生活習慣が存在します。善かれ悪しかれ、あなたの骨や筋肉はその生活習慣に順応してきました。それが、今のあなたの「悪い姿勢なのに、楽な姿勢」をつくったのです。
　正しい姿勢を身につけるためには、時に生活習慣も変えていく心がけが必要です。これがうまくいかないと、リバウンドして元に戻ってしまったり、長続きせずに途中で挫折してしまったりすることにつながります。

　私は、兵庫県姫路市で整骨院を開いています。当院へは、幼稚園児から90歳を超える年配の方まで、幅広い年齢の方が、施術や姿勢改善に取り組むために通われています。例えば92歳の女性は、少しずつ体幹バランスを取り戻して、姿勢を改善させてきました。すると数カ月後には、何にもつかまらずに、1分間以上、片足立ちができるようになりました。
　その一方で、「施術後は楽になるけれど、すぐにまた痛くなってしまう」という方もいらっしゃいます。また、同業者の中には、「整体や骨盤矯正なんかしても、意味がない！ だって、整骨院を出る時にヒール靴を履いて少し歩いたら、また元の悪い姿勢に戻るのだから」と言う先生もいます。

　では、姿勢改善が成功する人に共通する特徴は何でしょうか？　それは「**自力で治す**」という心がけです。姿勢改善がうまくいく人は、整骨院での施術だけに頼らず、**自宅ケア**にきちんと継続的に取り組んでいるのです。

私は施術家として、患者さんが痛みから1秒でも早く解放されてほしいと願い、自宅ケアについて試行錯誤で取り組んできました。
　老若男女を問わず、痛みやこりに悩む方が、自力で、短時間で簡単に、お金を掛けずにできる方法。それが、本書でご紹介する**姿勢改善メソッド**です。

◎「姿勢の改善」に取り組む前に

　ここで一つ、「経営の神様」と呼ばれたパナソニックの創業者・松下幸之助さんの言葉を紹介させてください。若かりし頃の京セラの創業者・稲盛和夫さんが、松下幸之助さんの講演会に出席された時のエピソードです。

　講演会では、ダムが水を蓄えることによって常に一定の水量が供給できるように、外部環境に関わらずに安定して発展していくために、余裕のある経営をしなければならないという「ダム式経営」の必要性を説いた松下幸之助さん。その意見に対して、「ダム式経営は理想だが、現実的には難しい。どうすれば"ダム"を造ることができるのか？」という質問が出ました。
　すると、松下幸之助さんは「『ダムを造ろう』と強く願い、念じることが大事だ」と答えたそうです。この言葉に、稲盛和夫さんは震えるような衝撃を受けたといいます。
　「自分はこうしたい」という強い気持ちを持って日々を過ごしていくと、何年か後にはそれが実現する。大事なのは、できる・できないではなく、「こうありたい」と強く願い、念

じる気持ちを持つことなのだ、と感動したそうです。

「強く願い、念じる気持ち」が大事だということは、姿勢についても言えることです。「正しい姿勢を身につけるなんて、無理だ」とか「簡単に、手っ取り早く治る方法を教えてほしい」と思う気持ちは、よく分かります。

　しかし、できる・できないではなく、**「正しい姿勢を身につけ、悩みを改善する」**と強く念じてみてください。ここが出発点です。

◎本書の使い方

　さて、具体的な**姿勢改善メソッド**をご紹介する前に、お願いがあります。本書は毎日読む必要はありません。ただし、目につく場所に置いてください。この本が視界に入ると、**「正しい姿勢」**を意識するからです。

　本書の使い方は、とてもシンプルです。まずは第1章で、肩こり、腰痛などが起こるメカニズムを理解してください。続いて第2章で**「正しい姿勢」**をインストールします。そして、第3章のエクササイズでアウトプット、つまり実践するのです。さらに、そのアウトプットが持続するように、本を閉じた後も意識を働かせましょう。

　あなたは長年かけて、今の「悪い姿勢なのに、楽な姿勢」になりました。その長い積み重ねが、1、2回の取り組みで完璧な姿勢に生まれ変わるほど、甘くはありません。

姿勢改善メソッドに取り組むことで、姿勢は一瞬で変えられます。しかし、その一瞬は長持ちしません。そこで意識的に、一瞬の変化を数秒へ、数秒の変化を数分へと持続させてみてください。
　そして正しい姿勢で過ごす時間が増えた時、あなたが抱える腰痛や膝痛、姿勢の悩みは大きく改善されていることでしょう。長年の苦しみからの卒業です。

　姿勢改善メソッドに取り組むのは、**1日3分から**で大丈夫です。最初は継続させることを意識してください。本書を読み終える頃、あなたは自発的に、そして今よりも楽に、**姿勢改善メソッド**に取り組んでいるでしょう。
　安心してください。あなたの悩みは、必ず改善します。

本書のご利用にあたり

- 「姿勢改善メソッド」の効果には個人差がありますので、あらかじめご了承ください。
- 「姿勢改善メソッド」には無理のない範囲で取り組んでください。激しい痛みなどの身体の不調が生じた場合はただちに中止し、必要に応じて専門医を受診してください。
- 体調の悪いとき、発熱中、筋肉や関節などを痛めているとき、妊娠中、飲酒後はお控えください。
- 高血圧症、心臓病などの持病があり、加療中の方はあらかじめ医師にご相談のうえ、指示に従ってください。
- 本書はセルフケアを目的としており、疾病の診断や治療を目的とするものではありません。本書をご利用になることにより発生するトラブルや損失、損害などのいかなる結果も、著者ならびに出版社は一切責任を負いません。読者の責任において活用してください。

はじめに　2

第1章　日常生活の悩み
###　──「痛む」「こる」「痩せない」のはなぜ？ …………… 13
1．なぜ、身体が痛むのか？……………………………… 14
2．身体のさまざまなしくみ……………………………… 25
3．ダイエットと姿勢の関係……………………………… 29
コラム「ストレスと自律神経の関係」………………………… 35

第2章　元気になる立ち方・座り方・歩き方は、これだ！…… 37
1．「正しい姿勢」とは？ ………………………………… 38
2．セルフチェックで現状を認識しよう ………………… 40
3．「正しい立ち方」と「悪い立ち方」…………………… 47
4．「正しい座り方」と「悪い座り方」…………………… 60
5．「正しい歩き方」と「悪い歩き方」…………………… 73
コラム「標準仕様」と「カスタマイズ」……………………… 80

目次

第3章　姿勢改善メソッド──5ステップエクササイズ ………… 83
1．姿勢改善メソッドに取り組む前に……………………………… 84
2．ステップ1：歯磨きしながら重心確認エクササイズ　…… 86
3．ステップ2：弯曲復活！　寝ころびエクササイズ　……… 90
4．ステップ3：インナーマッスル強化！四股踏みエクササイズ… 95
5．ステップ4：逆背もたれ椅子エクササイズ ………………… 104
6．ステップ5：4本足動物に学ぶエクササイズ ……………… 110
コラム「コンビニより多い!?　整骨院の数」………………… 114

第4章　事例に学ぼう！「正しい姿勢」で元気になった！… 117
1．整骨院に杖を忘れて帰る!?…………………………………… 118
2．五十肩を治したければ「急がば回れ」の心持ちで……… 122
3．自分が備え持つ自然治癒力を信じよう…………………… 125

あとがき　130

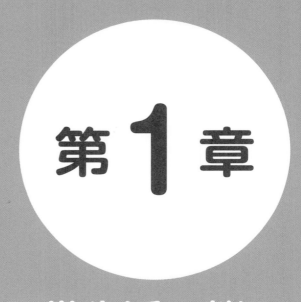

第1章

日常生活の悩み
「痛む」「こる」「痩せない」のはなぜ？

1. なぜ、身体が痛むのか？

◎ 朝起きた時に感じる痛みの原因は？

「朝起きた時が、１番痛くて、つらい」

　問診で、たびたび耳にする言葉です。人間も野生の動物も、日中に酷使した身体を回復させるために、睡眠をとります。しかし、起きた時に身体が回復しているどころか、痛くてつらいとは問題です。こうした状況は、なぜ起こるのでしょう。

　使っている寝具の問題でしょうか？　それとも、睡眠中の室温が問題でしょうか？　いいえ、１番の原因は、あなたの**寝相**にあります。

　肘枕をしたまま眠ってしまった時のこと、または、数時間にわたって正座を続けた時のことを想像してみてください。さあ起き上がろうとしたとき、その腕や脚は思うように動くでしょうか？　しびれて硬くこわばってしまったり、痛みを感じたりして、思うように動かないはずです。

　同じ姿勢を続けると血流が悪くなり、いわゆる酸欠状態に陥ります。筋肉が酸欠になると、疲労物質である乳酸などが貯留します。久しぶりに運動をした翌日に、身体が痛むのと同じ状態です。

　あなたが寝ている間の姿勢も、これと同じ状況です。あなたは日中に、無意識のうちに「**悪い姿勢なのに、楽な姿勢**」をとっています。これが身体に染み付き、そのまま寝ている

可能性があるのです。

　自分が寝ている時の姿を確認するのは困難です。でも、少し胸に手を当てて考えてみてください。あなたが寝る時の体勢は、仰向き、横向き、うつ伏せ、どれでしょうか？　手や脚はどこを向いていますか？　いつも同じ体勢でないと、寝にくく感じていませんか？

　日中に積み重ねた筋肉疲労に悪い寝方が加わり、血流は阻害され、睡眠によって回復されるはずだった筋肉には、逆にストレスが加えられてしまいます。その結果、起床時に痛みが最高潮を迎えるわけです。しかも、身体に染み付いた悪い癖は、あなたの就寝中も常に一定方向へ身体を引っ張ります。これは恐らく、筋肉の形状記憶だと、私は認識しています。

　寝返りとは本来、人間が自分自身で姿勢を矯正するためのものです。しかし身体に染み付いた悪い寝方は、その寝返りすらできなくさせてしまいます。また、"寝返りしたくないほど柔らかく、寝心地重視"の寝具も考えものです。

　私が寝ている時の姿勢に思い至ったのは、夜のひまわりの姿がきっかけでした。ある日の深夜、仕事から帰宅した私は、真っ暗闇の中、庭の片隅で街灯に照らされ、大きく咲いたひまわりを見ました。人が寝静まった夜中、本来なら少ししおれるように下を向いているはずのひまわりは、街灯へ向かって顔を少し上げています。もしかすると、このひまわりは街灯を太陽の光と勘違いしているのかもしれない。しかし、朝になると本物の太陽が顔を出すので、ひまわりは眠る暇なく延々と起き続けなければなりません。

これは、人間にも当てはまるのではないでしょうか。寝ている間にも悪い姿勢をとり続けることで、筋肉は眠ることができず、疲労から回復できない身体を形成している——これが朝一番の痛みの原因の１つです。就寝中に寝返りしやすい（したくなる）寝具に見直しましょう。

◎「冷え」のメカニズム

　起床時の痛みの１番の原因は寝相（寝る姿勢）ですが、「冷え」も多少は痛みに影響を与えます。とはいっても、冷えによってすべての人に痛みが出るわけではありません。冷えで痛みが出る方と出ない方では、**産熱量**が違うのです。

　人間の身体の中で熱を作るのは、大きく**基礎代謝、ホルモン作用、筋肉**の３つです。産熱量の低下は、主に次の３つによって引き起こされます。

① **筋力の低下**
② **血行不良**
③ **自律神経の乱れ**

　運動しないことにより筋肉が弱まることを**廃用性萎縮**といいます。使われない筋肉は、熱を生みません。動きも悪くなり、筋力はみるみるうちに低下します。また、身体を冷やす食べ物や飲み物を大量摂取したり、タバコを吸ったりすることで血管が収縮され、血流は熱を運べない状態に陥ります。さらには、厚着のし過ぎや暖房機器に頼ってばかりの生活は、自律神経を乱れさせ、自力で産熱する力を衰えさせてしまうこ

ともあります。

　筋力が低下すると、あなたの筋肉は、関節や体重を今まで通りに支えられなくなります。支える力が弱くなると、関節も正しい方向性を失い、レールを外れた電車のようにブレが生じます。関節がブレると、例えば、膝に水が溜まるなどの炎症を引き起こしてしまいます。

　しかし、根本を治さなければ、何度膝の水を抜いても、同じ炎症を繰り返すことになります。そして炎症を繰り返すと、関節は摩耗し、しまいには機能障害が起こります。こうしたプロセスの中に、冷えによる痛みが発生するのです。

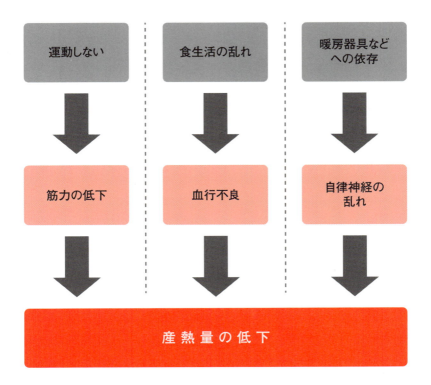

◎デスクワークや家事は肩こりの原因？

　仕事で日常的にデスクワークをしている方は、肩こりや頭痛に悩まされていることも多いでしょう。また、台所の立ち仕事後に腰が痛むという方もいるでしょう。これはパソコン仕事や家事があなたの身体に悪影響を与えているからでしょうか？

　あなたはデスクワーク中、または家事の間、どのような姿勢をとっていますか？　脚を組んでパソコンを使っていませんか？　片足に重心を載せて食事作りをしていませんか？　そうです。犯人はパソコンや家事そのものではなく、**悪い姿勢**なのです。

　私たちは、毎日かなりの時間をデスクワークや家事などに費やしています。自覚のないままにとっている悪い姿勢は、日々続けることで「**悪い姿勢なのに、楽な姿勢**」となってしまいます。しかしこれが続くことで、肩こりや腰痛などの身体の不調を引き起こします。

　これは、本書の「はじめに」でフライパンを持った手と同じ状況、つまり、首や肩、腰の筋肉が疲労したためです。疲労とは、酸欠です。酸素が不足したために、筋肉が身体を支えられなくなるのです。マラソン中に、酸欠で苦しくなり、脚が前へ進まないのと同じです。

　ここで、「姿勢が悪くて身体がうまく使えない」を体験してみましょう。はじめは「正しい姿勢」で腕を上げ、続いて「悪い姿勢」で手を上げてみて、その腕の上がり具合の差を実感してください。

「正しい姿勢」で腕を上げる

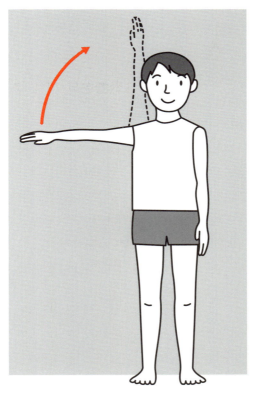

① 壁に頭、背中、お尻、踵の4点を付けて真っすぐに立ちます
② 片方（左右どちらでも可）の手を、壁を伝うようにしながら耳まで上げます。手のひらは床を向け、腕を曲げないよう注意してください
※このとき、どの角度まで腕が上がるかを覚えておいてください。

「悪い姿勢」で腕を上げる

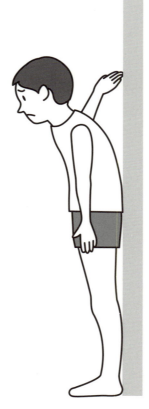

① 手を壁につけたまま背中を丸め、猫背の姿勢をとります。頭は壁から離し、足の親指より前に出るくらいまで突き出します
② その体勢のまま、再度手のひらを床に向け、腕を曲げずに、壁を伝うようにしながら手を耳まで上げます

いかがでしょうか？　腕はどこまで上がりましたか？　猫背の姿勢は肩や腕の動きを制限してしまうことが実感できたのではないでしょうか。猫背のように「悪い姿勢なのに、楽な姿勢」を続けることで、あなたの身体の動きは制限され、無理に動かすと痛みが発生してしまうのです。

◎スポーツ後に身体が痛む

　人間には利き腕や利き足があるため、完全に左右対称に身体を使うスポーツは存在しません。テニスや卓球、ゴルフなどは、ラケットやクラブを持つ手によって右打ちと左打ちに分類され、必然的に身体の使い方は正中線からずれることになります。この非対称性、身体を使う癖が、腰や膝などの痛みを引き起こすのです。

　スポーツでも身体を左右対称に使えるようにすることでバランスが整い、**パフォーマンスが向上**します。そのため、ポテンシャルの高い選手は利き腕や利き足にかかわらず、左右対称に身体を使う努力をします。自分の癖を修正し、改善を繰り返すことに長けた選手は、身体能力も大きく伸びることでしょう。

　私には、息子1人と双子の娘2人、計3人の子どもがいます。父親である私がラグビーで国体強化選手に選ばれたこともあり、内心期待していましたが、息子は幼い頃から運動があまり得意ではありませんでした。私がコーチを務めていたラグビースクールに参加させたこともありましたが、なかなか期待通りにはいかず、歯がゆい思いをしていました。

小学生になった息子は陸上部に入りました。高跳びの選手となり、毎日熱心に練習しています。大会の数日前、「体幹バランスを診ようか？」と尋ねると、目を輝かせて「うん！！」と、初めて私を頼ってくれました。父親としてとても嬉しく思い、何とかして良い結果を出させてやりたく、息子に体幹バランスを指導し、整体を行いました。

　すると、息子はなんと、市内大会４位、県大会５位入賞の結果を残しました。あの運動音痴だった息子が……。もちろん、彼自身の頑張りが最大の理由ですが、私としては「体幹バランスのお陰や！」と改めて、姿勢の大切さを思い知りました。

　また、双子の娘にも体幹バランス指導をしたところ、校内のマラソン大会で３位と４位になったこともあります。体幹バランスを整えることでスポーツのパフォーマンスが上がるのは、自分の子どもたちでも実証済みです。

◎骨や関節の変形はなぜ起こる？

　以前、とある大病院に勤務する医師から、こんな話を聞きました。

「痛がる患者に『骨には問題がない』と告げても、腑に落ちない顔をされる。仕方がないので、レントゲン画像から通常と少し異なる器質的変化を見つけて示すと、途端に納得する。しかし、本当はそれが原因ではない。昨日今日で骨が変形することはなく、変形していても痛くない時期があったのだから。」

　当院の患者さんにも、「病院で、骨と骨の間が狭いと言われ、

もう治らないのです」と、この世の終わりを見たかのように絶望的な表情で来院される方がいます。たとえ私が「骨と骨の間が狭くても、痛みを感じない人もいますよ」と伝えても、まったく聞く耳を持ちません。

　60代以上になれば、どこかしら、痛みや違和感、しびれなどを感じることが多いでしょう。病院でレントゲン撮影をしてみると、判で押したかのように「変形している」「骨と骨の間が狭い」と言われるはずです。変形した関節を治すために、人工関節を勧められることもあるかもしれません。多くの方は驚き、動揺します。

　歳だから仕方がないのでしょうか？　いいえ、**年齢は原因ではありません**。誤解を恐れず言うと、関節が変形する理由は、あなたが自分の身体を使うことをサボってきたからです。「サボる」とは、その関節が耐えられないくらいの負荷を、無意識で掛け続けてきたということです。

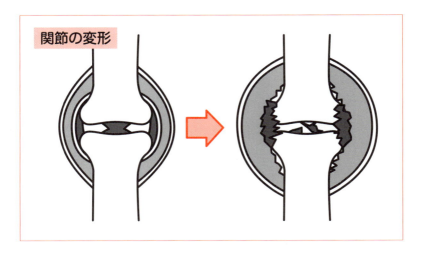

関節の変形

骨や関節の変形が起こるきっかけは、**筋力の低下**にあります。運動しないなどで使われなくなった筋肉は、みるみるうちに弱くなります。その筋肉の周りの靱帯や組織も耐え切れなくなり、関節に負担がかかり始めます。すると関節に炎症反応が起こり、水が溜まるなどの症状が現れます。炎症が続くことで自身の潤滑液が枯渇し、ますます関節に負担がかかるようになります。

　筋肉が頼りにならないため、関節は自分で体重を支えようとします。点で支えるより面で支えた方が痛みが軽減し、安定するため、関節は横方向へ広がります。その結果、関節は変形を呈するのです。そして、その関節の変形が悪い姿勢につながり、さらに筋力の低下を招くという、まさに**負の連鎖**です。根本的な対処なしにその場しのぎでマッサージを受けたり、電気を当てたりしても、効果は期待できません。

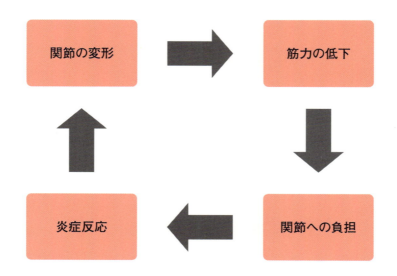

2. 身体のさまざまなしくみ

◎姿勢とメンタルヘルス

　自律神経は、自分の意思とは無関係に働くものです。そのため、自律神経をコントロールできず、苦しい思いをしている人がたくさんいます。しかし、自律神経と姿勢には密接な関係があるため、姿勢を整えることが、自律神経を正常に働かせることにもつながるのです。

　自律神経は、日中の活発な動作の源になる**交感神経**と、寝ている時やリラックスしている時に優位になる**副交感神経**に分類されます。車にたとえるならば、アクセルとブレーキのような関係です。アクセルを踏めば身体が動き、ブレーキを踏めば身体を休めます。どちらかに偏ることなく、バランス良く働かせている状態が**自律神経の安定**です。

　自律神経は、頚部から背骨全体に関係するものです。背骨のトンネル中には脊髄神経が通っており、姿勢が良くなれば、つまり背骨がまっすぐになれば、脊髄神経の通りが良くなります。神経の伝達は電気信号ですから、その通り道は歪んでいるより、まっすぐの方が伝達はスムーズです。脊髄神経の通りが良くなると、自律神経の働きも回復し、あなたの身体は自動的に治癒力を上げていきます。

　私は大学の現役ラグビー部時代、「頚椎ヘルニア」に悩まされていました。度重なるタックルのダメージが原因だったことは、明らかです。頚椎を痛めると、痛めた人しか分から

ない、つらい症状が待っています。

・痛み、しびれ
・頭痛
・浅い呼吸
・猫背
・ネガティブ思考
・孤独感

　首が痛むのはもちろんのこと、後頭部が重くなり、頭痛にも襲われます。痛みがひどいので呼吸は浅くなり、その浅い呼吸に合わせてだんだん猫背になっていきます。しかし、外見は変わりなく見えるため、他人にその苦しみを理解してもらえず、孤独感に襲われ、いつ治るかわからない不安でネガティブ思考に陥ります。

　当時の私は、**うつ症状**にも悩んでいました。当時は「うつ」という言葉や、心療内科が広く認知されていない時代だったため、精神的なつらさは「根性が無いからや！」と一蹴されてばかりでした。しかし、身体のしくみを理解した今であれば、理由が分かります。上位頸椎（首の上）は自律神経に多大な影響力を持つため、自律神経の乱れが、うつ症状を引き起こしていたのです。その証拠に、頸椎ヘルニアが回復すると同時に、私のうつ症状は消えました。

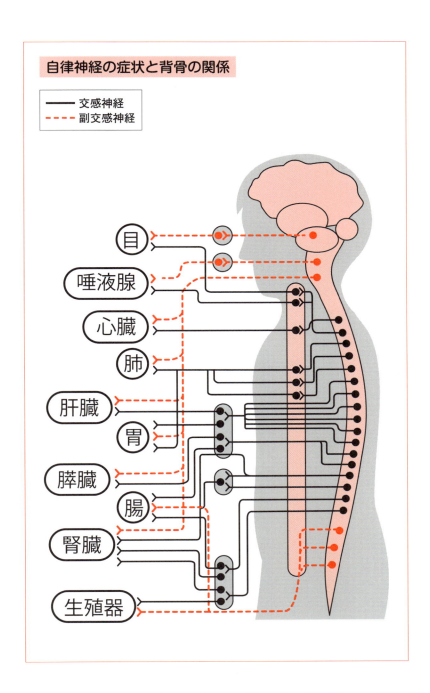

◎「むくみ」と「こり」を改善する筋ポンプの役割

　川の水は、上流から下流へと流れます。これは川の水だけでなく、人間の身体も同様です。立っていても座っていても、水分は身体の下側へ流れていきます。では、下った水分は、どのようにして上るのでしょうか？　ここで活躍するのが**筋ポンプ**です。

　ふくらはぎの筋肉が、下に貯留した水分を上へ上へと押し上げる働きを筋ポンプといいます。この筋ポンプの働きが悪い状態が、**浮腫（むくみ）**です。ただし、腎臓、肝臓、心臓の異常も浮腫の原因の１つであるため注意が必要です。

　筋ポンプが流す水分の中には、こり固まった筋肉の炎症**（疲労物質）**も含まれます。例えば、「肩こり」は正式な病名ではありません。こりのほかにも、痛い、しんどい、重い、硬いなど、つらい状況をさまざまな言葉で表現しますが、状態としてはすべて筋肉にかかった負荷を違和感として認識しているもので、すなわち**筋肉の疲労・炎症**です。

　こり固まった筋肉は、**痛み信号**を発信します。これを、痛覚受容器が感知すると、私たちの意識に「痛い」という感覚が発生するのです。つまり、その痛覚受容器に余計な信号を送らないようにすれば、肩こりや腰痛などは発生しません。常に筋ポンプを正常に働かせ、筋緊張を正常に保っておくことが、むくみだけでなく、こりや痛みの改善にもつながるのです。

3. ダイエットと姿勢の関係

◎脂肪を燃焼させるには？

　ダイエットと聞くと「食事制限」と「運動」を思い浮かべる方が多いことでしょう。では、一体どれくらい運動すれば、あなたのお腹に長年蓄積された脂肪を燃焼させることができるのでしょうか。

> **Q．1kgの脂肪を燃焼させるのに、どれくらい走ればよいでしょうか？**
>
> ① 42km
> ② 120km
> ③ 240km

　正解は「③ **240km**」です。240km走っても、たった1kgしか脂肪を燃焼させられないの？　と驚かれたかもしれません。

　実は、脂肪1kgを燃焼させるには240kmも走るような運動が必要であるのには、理由があります。脂肪1kgを燃焼させるためには、7,200kcal分の運動が必要です。例えば体重60kgの人の場合は、約120km走ると消費できるという計算になります。

　7,200（kcal）÷ 60（kg）＝ 120（km）

しかし、1kgの脂肪を燃焼させようとすると、同時に汗などの水分も失われます。実際には120km走っても、エネルギー消費の半分は脂肪ではなく糖質から供給されるため、純粋に脂肪1kgを減らすには、その倍の240km走らなければならないのです。（ランナーズNEXTホームページを参考に計算）

　そのため、食事量を減らしてたくさん運動するタイプのダイエットをすると、脂肪よりも半分のエネルギーでタンパク質や筋肉を先に燃焼してしまい、「痩せた」より「やつれた」身体になってしまうので注意が必要です。憎き脂肪は燃焼しにくいのに、タンパク質などの人間の身体に必要な組織は簡単に燃焼されてしまうからです。

　そもそも、一般の方が240kmも走るような激しい運動をするのは現実的ではありません。では、どうすれば簡単に、きれいで健康的に痩せることができるのでしょう？　その答えは、**インナーマッスルを鍛える**ことです。なぜならば、インナーマッスルのエネルギー源は脂肪だからです。つまり、インナーマッスルを使うことで基礎代謝が上がり、自然と**脂肪が燃焼**するのです。

◎運動と筋肉

　さて、これまでに何度か「**インナーマッスル**」という言葉が登場しましたが、あなたはインナーマッスルについて、正しい知識を持っていますか？

　インナーマッスルとは、身体の深いところに位置する筋肉で、深層筋のことを指します。腹筋の最も深部にある腹横筋、

腸腰筋、脊柱を安定させる多裂筋、胸郭の下方に位置する横隔膜、骨盤の下部にハンモック状についている骨盤底筋群などが挙げられます。関節を保護し、姿勢や動作をサポートします。また、内臓を安定させ、正しい働きを促します。

　これに対して**アウターマッスル**は、身体の表層を覆う比較的大きな筋肉で、表層筋のことを指します。体幹の腹直筋や大胸筋、肩関節周囲の僧帽筋や三角筋、上肢の上腕二頭筋、下肢の大殿筋や大腿四頭筋などが挙げられます。主に動いた時に力を発揮し、外見からも筋肉の形状がわかりやすいのが特徴です。

　インナーマッスルとアウターマッスルの違いは、洋服で言うところの下着（インナー）とジャンパー（アウター）のようなものです。インナーマッスルは身体の深部に位置しており、表面的には筋肉が確認しづらく、アウターマッスルに比べて目立ちにくい存在かもしれません。しかし、インナーマッスルもアウターマッスルもそれぞれ役割を持って働いており、相互の作用により、動作や姿勢の保持が可能となります。

　私たちは身体運動、すなわち筋肉を使う動作により、筋肉ホルモン（**マイオカイン**）を含む、約25種類のホルモンを分泌しています。筋収縮によって骨格筋から筋肉ホルモンが分泌され、それが運動の効果を全身に生じさせているのです。

　マイオカインには、いくつもの疾患の予防、抑制、治療の効果があることが明らかになっており、「がん細胞の増殖を抑える」「うつ症状を改善する」など、一見筋肉とは無関係と思われる作用も報告されています。また、近年の研究では

糖尿病予防にも効果が認められ、筋肉量が多い人ほど死亡率が低いというデータも発表されています。

マイオカインの分泌量は、**筋肉量×運動時間**で決まります。つまり、筋肉量が多ければ多いほど、運動をすればするほど、マイオカインの分泌量も多くなるのです。

「**運動**」というと、日常的なジョギングやスイミング、ジムで行うトレーニングのようなものをイメージしがちです。確かに、アウターマッスルを鍛えるには、重いダンベルやバーベルを使う、いわゆる「筋トレ」が必要です。息切れして、乳酸も溜まり、筋疲労を強く感じるがゆえに、「運動した！」という充実感をもたらしてくれます。

しかし、インナーマッスルを鍛えるための運動は、自宅などで隙間時間に行える手軽なものです。インナーマッスルは体幹を支える筋肉であるため、鍛えると姿勢が良くなります。そして、正しい姿勢を保持すると、インナーマッスルが鍛えられるという好循環を生みます。

第3章で紹介する**姿勢改善エクササイズ**は、インナーマッスルを刺激しながら正しい姿勢を身につけるものです。毎日少しずつ行うことで、あなたのインナーマッスルはみるみるうちに鍛えられ、正しい姿勢が身につくだけでなく、マイオカインの効果により、さらにハツラツとした笑顔になっていくことでしょう。

◎代謝

代謝が上がれば痩せるということをご存知の方も多いでしょう。では、代謝を上げるためには、まず何に取り組めば

よいのでしょうか。それは、**呼吸**です。

　呼吸は、代謝の基本です。ダイキン工業のデータによると、体重50kgの人の1日の平均呼吸回数は28,800回。1回あたりの呼吸量は約0.5ℓであるため、1日の平均呼吸量は次のようになります。

$$0.5ℓ × 28,800回 = 14,400ℓ ≒ 約20kg$$

　20kgということは、つまり、私たちは毎日、茶碗約100杯分の呼吸をしていることになります。ところが、この呼吸には個人差があり、浅い呼吸か深い呼吸かによって、呼吸回数や呼吸量が変わってきます。その呼吸の深さを決めるのが、**姿勢**です。

　肺は、鳥籠のように、**胸郭**（きょうかく）という肋骨の籠に包まれています。この胸郭が膨らんだり縮んだりし、それに伴って肺も伸び縮みすることで行われるのが呼吸です。深い呼吸では胸郭が大きく膨らみますが、浅い呼吸ではあまり膨らみません。
　前かがみや猫背の姿勢では、胸郭が下を向き、うまく持ち上がらないため、しっかり膨らませることができません。また、こうした姿勢が続くと、徐々に胸郭が膨らみにくくなるという悪循環を招きます。
　また、呼吸をするときに胸郭の拡大、収縮を行う筋肉の総称を**呼吸筋**といい、横隔膜、肋間筋、腹直筋などが含まれます。浅い呼吸だと、この呼吸筋が使われず、インナーマッスルの衰えにも繋がります。

つまり、正しい姿勢を身につけると呼吸の改善につながり、それがインナーマッスルの強化と代謝向上に結び付き、痩せるという結果をもたらすのです。
　余談ですが、浅い呼吸はメンタルにも影響すると言われています。呼吸が浅いと、自然と呼吸は速まります。呼吸のリズムは、脳の情動に関わる扁桃体(へんとうたい)の活動と密接に関わっているため、呼吸が速いと不安や緊張につながりやすいのです。

コラム ストレスと自律神経の関係

　ストレスは、外部からの心理的、感情的、環境的、物理的な負荷や刺激（＝ストレッサー）により引き起こされます。ストレッサーになるものは、仕事の人間関係や子育ての悩みなどのほか、つらい痛みやこりなどの身体的な問題も挙げられます。

　ストレスは、自律神経を乱します。自律神経における交感神経は、車でいうところのアクセル、活動的なイメージです。一方、副交感神経はブレーキ、リラックスしたイメージです。
　一般的には、ストレスが溜まると交感神経が優位になるため、皆さんも、イライラしたり攻撃的になったりする興奮状態を経験したことがあるのではないでしょうか。ある説によると、交感神経は血管を収縮させて血流を悪くするため、痛みを長引かせる作用があるといいます。
　当院では自律神経測定機器を導入し、患者さんのストレス状態を測定しています。前述の通り、イライラしたりストレスを抱えたりしている人は交感神経が優位となり、最近のメディアなどではそのことが病気を引き起こしているとされています。そのため、私も交感神経が優位である結果が得られると予想していたところ、意外にも、慢性のストレス状態である方が多いという結果になったのです。慢性のストレス状態は、副交感神経が優位になり過ぎた状態で、なかなか疲れ

が取れなかったり、何をするにもおっくうで、無気力になったり、がんばっているのに身体はがんばれなかったりするのが特徴です。

　自律神経において大事なのは、交感神経と副交感神経のバランスです。車も、アクセルを踏みっぱなしだと事故に遭いますが、ブレーキだけ踏んでいても前には進みません。
　ストレスの元となる原因を解決するのは、なかなか簡単なことではないでしょう。しかし、ストレッサーを取り除く努力をするとともに、負担を少しでも軽くできるようなストレス解消法を見つけることは、あなたの自律神経を整えることに効果的です。そして自律神経の安定は、巡り巡って痛みやこりの改善にも役立つのです。
　ストレスの元となる原因を変えることはできなくても、それに対する視線を変えることはできます。自律神経を自分でコントロールすることはできませんが、自分の思考を改めることはできます。ストレスの元となる事象に対して完璧に立ち向かおうとせず、「しゃーない（仕方がない）」と心に少しゆとりを持てると、あなたの自律神経は正常な方向に向かいます。ぜひ、あなたに合ったストレス解消法を探し、取り組んでみましょう。

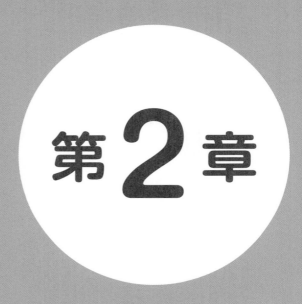

第2章

元気になる
立ち方・座り方・歩き方は、
これだ！

1. 「正しい姿勢」とは？

　第2章では正しい立ち方・座り方・歩き方を確認していきましょう。まず、正しい姿勢を確認する前に質問です。次のAとBのうち、正しい姿勢はどちらでしょうか。

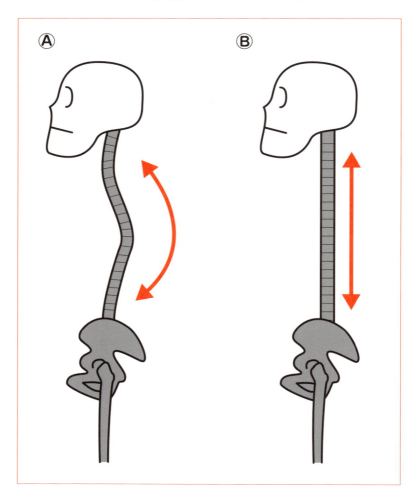

正解は、「A」です。一見、Bの方がきれいな姿勢に思えますが、それは誤解です。理想の背骨は、ピーンと一直線になっておらず、緩やかなカーブを描いているのです。

　運動会のリレーで使うバトンを思い浮かべてください。それを垂直に地面へ落とすと、どうなりますか？　大きくバウンドしそうです。では次に、柔らかいゲル状の材質でできたバトンを想像してみてください。同じように地面に落とすと、どうでしょう？　今度は跳ねません。ぐにゃりと形を変えそうですよね。
　これこそが、私たちの背骨が緩やかなカーブを描いている理由です。背骨には、**体重を支えること**と、**身体への衝撃を吸収すること**という２つの大きな働きがあります。背骨がピーンと張って、しなりがない状態だと、走ったり飛び跳ねたりする際の衝撃を吸収できません。私たちの背骨の弯曲が日常生活の負担を緩衝し、重力から身を守ってくれるのです。

　まずは、「正しい姿勢」と「悪い姿勢」をあなたの脳にインストールしましょう。知ることが、きれいな姿勢を手に入れる最短ルートです。もしあなたが、正しい姿勢を知らずにジムでトレーニングをしたり、ウォーキングやエクササイズをしているのならば、それは地図を持たずに旅行するのと同じです。
　「正しい姿勢」とは、**身体への負担が少ない姿勢**です。身体への負担が小さいと自然と姿勢は美しくなり、痛みやこりなどの不調も発症しにくくなるのです。

元気になる立ち方・座り方・歩き方は、これだ！

2. セルフチェックで現状を認識しよう

　正しい姿勢を確認する前に、あなたの現在の姿勢をチェックしてみましょう。無意識に身についてしまった癖や習慣、身体の歪みはありませんか？　まずは身体の前後・左右に傾きがないかを確認し、歪みの有無をチェックしましょう。

　セルフチェックの前に、気を付けてほしいことがあります。姿勢をチェックしようと考えると、つい、目を凝らして鏡の中の姿を観察してしまいがちです。すると無意識のうちに自分で身体をまっすぐに整えようとしてしまい、いつものあなたの姿を確認することができなくなってしまいます。

　ですから、鏡をじっと見つめるのではなく、数秒見たら目を閉じて、再び目を開けて見直す、ということを繰り返してください。この目を閉じる数秒間で、あっという間に身体は元の姿勢に戻ってしまうのです。

　セルフチェックをする前に、必ず次の①〜⑤の順に準備をしてください。

①全身が映る鏡の前に立つ
②力を抜いて身体をゆるゆるの状態にする
③目を閉じる
④息を吐く
⑤静かに目を開ける

　では、始めましょう。

◎チェック1　前から確認

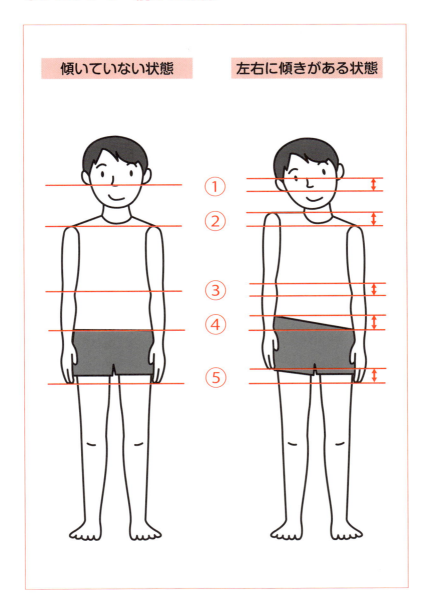

元気になる立ち方・座り方・歩き方は、これだ！

立ち姿を正面（前方）から確認し、左右に傾いていないかをチェックします。傾きの有無を調べるためには、次の５点に注目してください。

ポイント①：左右の耳たぶの高さ
ポイント②：左右の肩の高さ
ポイント③：左右の肋骨から横腹のくびれの高さ
ポイント④：左右の腰骨の高さ
ポイント⑤：左右の手の長さ（下ろした指先の高さ）

　①から⑤までのチェックポイントはそれぞれ、左右を結んだ線が床と平行であれば傾きは見られず、左右どちらかが上がって（下がって）いれば傾きが確認できます。
　腰骨が左右に傾くということは、上前腸骨棘（じょうぜんちょうこつきょく）の高さが左右で異なるということです。上前腸骨棘は、左右の手を横腹に当て、ちょうど骨盤に引っかかる部位にポコッと出ている骨です。

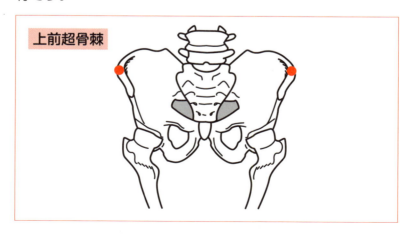

上前超骨棘

◎チェック2　上から確認

　続いては、立ち姿を上から確認し、身体が回旋して（ひねって）いないかをチェックします。これは自分ではなかなか確認できないため、誰かに見てもらいましょう。立位での確認が難しい場合は、椅子に腰かけた状態でチェックしてもらってもかまいません。その際、椅子の背もたれに背中を付けると身体がまっすぐになり、正確にチェックできない可能性があるため、背もたれに触れないように浅く腰かけてください。

　左右の傾きを確認したときのように、力を抜いて目を閉じ、息を吐いてから静かに目を開けます。その状態で頭の上側から見下ろしたとき、あなたの両肩をつなぐ線は、正面に対して垂直になっていますか？　左右どちらかの肩が前に出ている場合は、身体をひねって立つ癖が疑われます。

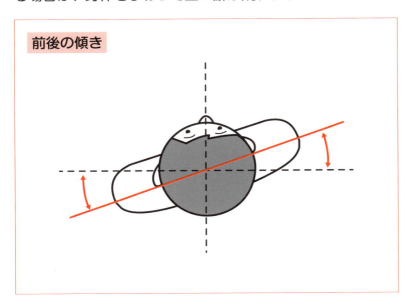

前後の傾き

元気になる立ち方・座り方・歩き方は、これだ！　43

◎チェック３　横から確認

　最後に、立ち姿を横から確認し、身体全体が前後に傾いていないかをチェックします。これも自分では確認しづらいため、できるだけ誰かに見てもらうとよいでしょう。

　見るべきポイントは、①耳、②肩、③骨盤（お尻）の３点です。耳や肩が身体の中心線より前か後ろにないか、骨盤（お尻）が下がったり、腰を反らしすぎたりしていないかを確認します。

　また、チェック１で上前腸骨棘の位置を確認しましたが、同様にして上後腸骨棘も確認しましょう。親指が背中側にくるようにして両手を後ろに回します。骨盤のごつごつした骨のラインを親指でたどっていくと、少しポコッとした、小指大の骨が見つかります。それが上後腸骨棘です。上前腸骨棘と上後腸骨棘を比べて、上後腸骨棘の方が下にある場合は骨盤が下がっている状態です。

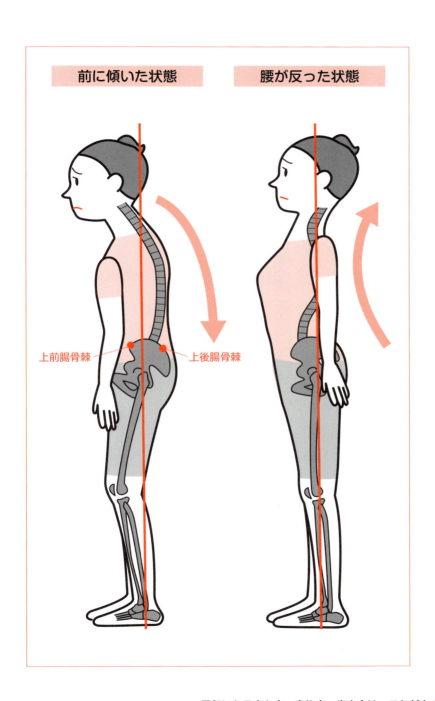

続いて、あなたの生活習慣や癖を確認しましょう

【立ち方】
- ☐ 腕を組む癖がある
- ☐ 荷物はいつも同じ側で持つ
- ☐ 「休め」の姿勢で立つことが多い
- ☐ 壁に沿って立つと、腰に手のひら2枚分以上の隙間が空く
- ☐ 首が身体より前に突き出ている

【座り方】
- ☐ 脚を組む癖がある
- ☐ パソコン画面に顔を近づけて見る
- ☐ 机に頬杖をついて座ることが多い
- ☐ 椅子に浅く腰かけ、背もたれに寄りかかって座る
- ☐ （床に座る際に）横座りをすることが多い

【歩き方】
- ☐ 靴底のすり減り方が内側と外側で違う
- ☐ クッション性のあるインソールを愛用している
- ☐ よくつまづいたり、転んだりする
- ☐ スマホを見ながら歩くことが多い
- ☐ 踵から接地するように心がけている

それぞれ2つ以上当てはまるものがあったら、要注意です。次節から、「正しい姿勢」を確認し、インプットしてください。

3. 「正しい立ち方」と「悪い立ち方」

「正しい立ち方」は、これだ！

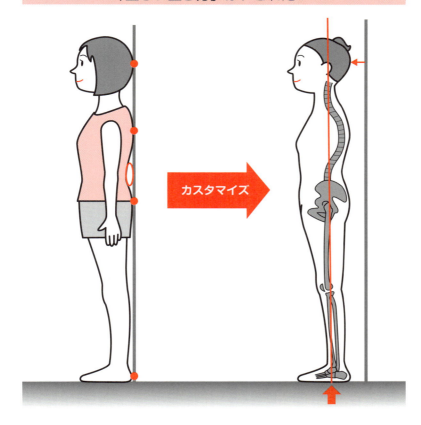

「正しい立ち方」のポイントは、次の3つです。
1．視線を前に向ける
2．足の裏の重心を意識する
3．耳の後ろから肩、くるぶしまでが一直線になっている

元気になる立ち方・座り方・歩き方は、これだ！

「正しい立ち方」は、すべての姿勢の基本となるものです。早速「正しい立ち方」を試してみましょう。
　まず、壁に背を付けて立ちます。①**頭**、②**背中**、③**お尻**、④**踵**の４点が、**壁にぴたりと接する**ように意識してください（P.47左の図）。この時、骨盤の少し上、腰の辺りに手のひら１枚分程度の隙間があるのが理想です。
　いかがでしょうか。これは、いわゆる教科書的な「きれいな姿勢」ですが、少しぎこちなく感じるかもしれません。この姿勢のまま、日常生活を過ごせるかというと、ちょっと疑問ですね。そこで、この「きれいな姿勢」を、あなたの身体に合う「正しい姿勢」にカスタマイズしてみましょう。
　壁に背を付けた姿勢のまま目をつむり、壁から半歩前に出ましょう。身体の重心を意識します。重心は、耳〜へその奥〜大転子（大腿骨の横）〜土踏まずのあたりを通っています。
　少し身体をゆらゆらさせながら、重心の通り道を探ってみましょう。子どものころ、ホウキを手に持ってバランスを取ったことはありませんか？　手をゆらゆらさせながら、ホウキを安定させられるポイントを探った、あの感覚がヒントです。
　重心の場所は、いつでもどこでも常に一定というわけではありません。立つ場所が坂道なのか平坦なのか、軟らかいのか硬いのかなどに応じて、数ミリ単位で調整していくものです。自分の身体にしっくりくる重心がつかめたら、その足裏の重心点を意識して立ちます。それがあなたにとっての「正しい立ち方」です（P.47右の図）。

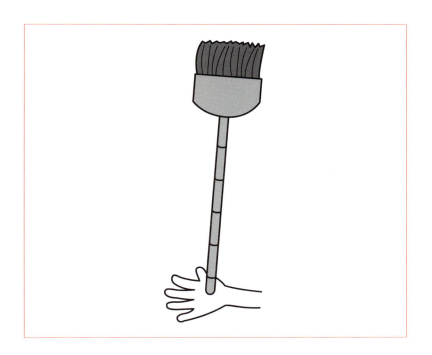

　「正しい立ち方」は、前後左右にバランスが取れています。バランスが取れているとは、重心が**支持基底面**に収まっている状態です。

　支持基底面とは、あなたの身体を支えるために必要な、左右の足の間に形成される床面積です。足の裏が接してできる面積ではなく、例えばテーブルであれば、4本の脚に囲まれた床の面積になります。

　スポーツ選手の姿勢がよく見えるのは、重心の位置が支持基底面に収まっているからです。支持基底面に重心が収まっていると身体が安定し、パフォーマンスも発揮できます。しかし、支持基底面から重心がはみ出すと、転倒に至ってしまうのです。

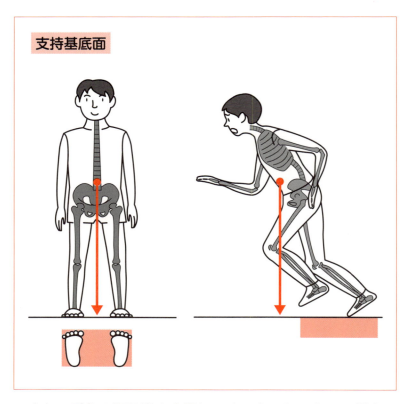

　また、重心の通り道を意識して立つということは、**鉛直に立つ**ということです。鉛直とは、重りを糸で吊り下げたときの糸が示す方向、すなわち重力の方向のことです。

　たとえば、斜面に家を建てるとき、斜面に対して垂直に柱を打つと、家は傾いてしまいます。傾いた柱をワイヤーで引っ張り合えば、何とか立つことはできるかもしれません。これが、人間の身体でいうと**筋肉**で**立っている**状態です。

　しかし、そんなことをしなくても、斜面に対して鉛直に柱を打てば、家は安定して建つことができます。これが、**骨で立っている**状態です。

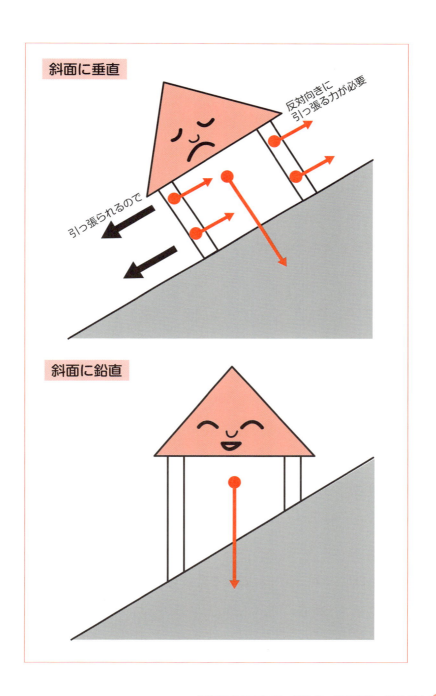

元気になる立ち方・座り方・歩き方は、これだ！

P.53の悪い立ち方の例は、**骨**で立てず、筋肉で補い合って立っている状態です。

　筋肉には、**拮抗作用**が存在します。拮抗作用とは、引っ張る筋肉と引っ張られる筋肉でバランスを取り合う働きのことです。基本的に筋肉の仕事は「縮む」ことです。ところが、「悪い姿勢」によって、ある筋肉が縮みっぱなしとなると、その拮抗関係にある筋肉は伸びっぱなしの状態となり、バランスが崩れてしまいます。筋肉は伸びっぱなしを嫌うため、痛みの原因になります。

　つまり、立つのに余計な力を使うということは、筋肉の衰えや過緊張につながるのです。頼りすぎても、頼られすぎてもバランスが悪い。磁石や男女関係と同じですね。

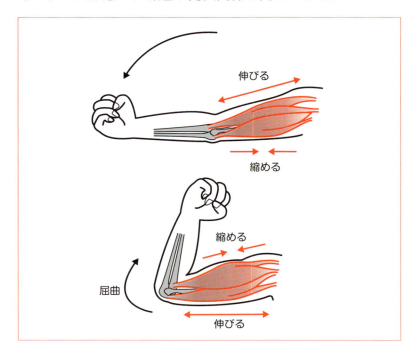

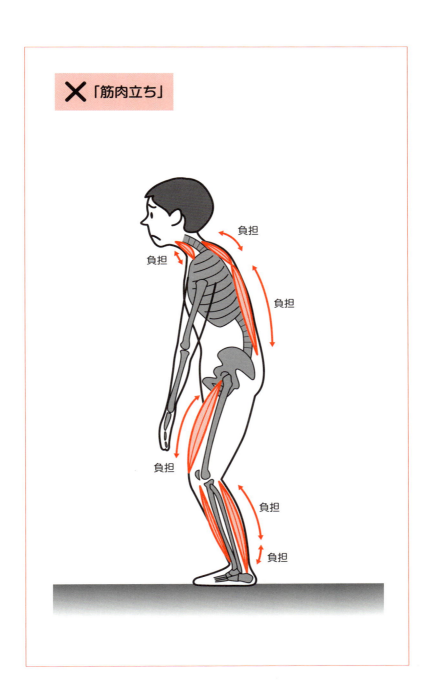

元気になる立ち方・座り方・歩き方は、これだ！ 53

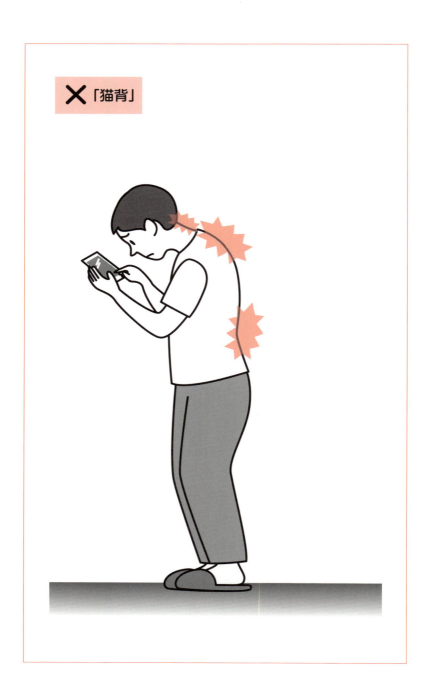

P.54の悪い立ち方の例は、顎と首が前方へ突き出し、背中が丸くなった状態——つまり、**猫背**です。特にスマホを見ているときなどに取りがちな姿勢です。

　猫背になると、頭の重みを支えきれず、首や肩、腰などに負担がかかります。そのままではバランスが取れず、膝を曲げて立ち、なんとか安定させている方も多く見かけます。

　猫背は、肩こりや腰痛などのほか、元気がなさそうに見える、お尻が下がって老けて見えるなど、良いことは１つもありません。病院の待ち合い室にいる患者さんは、猫背の姿勢で座っていることが多いですよね。

　また、このほかにも「悪い立ち方」は数多く存在します。P.47のように、壁に背を付けて立ったときに腰部分にどれくらい隙間があるかによって、あなたの姿勢を診断することができます。

　腰と壁の間にまったく隙間がなく、手のひら１枚も入らない方は、骨盤後弯（こうわん）の可能性があります。骨盤が後ろへ下がった状態で、後ろ姿は猫背でお尻が垂れているような姿勢になっているはずです。腰への負担が大きくなり、ヘルニアや脊柱管狭窄症（せきちゅうかんきょうさくしょう）の方に多く見られます。

　一方、大きく隙間が空き、手のひら２枚以上入ってしまう場合は、骨盤前弯の可能性があります。いわゆる「**反り腰**」で、横から見るとお腹が出ているように見えます。分離症やすべり症の方に多い姿勢です。

「正しい立ち方」の最後に、P.46のセルフチェックを振り返りましょう。

・腕を組む癖がある

　腕組みをすると、下側に置かれる腕の肩が前方へ出た状態になります。P.43のチェック２で前後に傾きがあった方は、日ごろから身体をひねって歪めている可能性が強く、おそらく腕を組むときの方向もいつも同じでしょう。身体をひねると姿勢保持が働くため、身体が回旋しますが、これは歪みを歪みで戻そうとしてさらに歪むという、悪い癖です。

　また、腕組みをしている状態では徐々に力が抜けると背中が丸くなり、猫背を招きます。

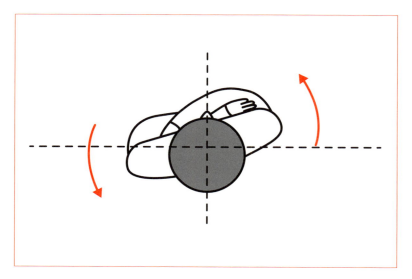

・**荷物はいつも同じ側で持つ**

　重いバッグを肩に掛けて持つと、荷物を持っている側の肩が上がり、骨盤は逆に荷物を持っている側が下がります。これは左右のバランスが崩れた状態で、いつも同じ側で荷物を持ち続けると身体に歪みが生じ、反対側では荷物を持ちにくくなったり、また肩こりや腰痛を引き起こしたりします。いつも同じ側で荷物を持たず、意識的に反対側でも持つようにしましょう。

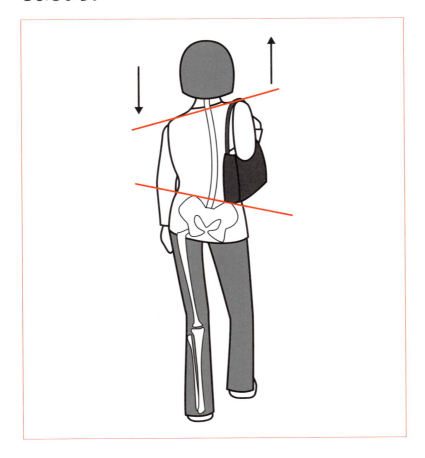

元気になる立ち方・座り方・歩き方は、これだ！

・「休め」の姿勢で立つことが多い

　片足に重心をかけ、もう片方を休めた状態で立つ「休め」の姿勢は、お尻の筋肉に大きな負担がかかります。荷物を持つときと同様、軸足となるのはいつも左右の同じ足になりがちで、結果として、軸足側の関節や反対側の筋力が酷使される状況になります。

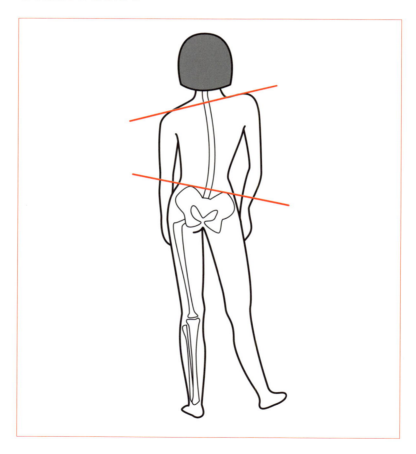

- **壁に沿って立つと、腰に手のひら２枚分以上の隙間が空く**
 　P.55の通り、骨盤前弯、つまり反り腰の可能性があります。
- **首が身体より前に突き出ている**
 　P.55の通り、猫背です。

　自己流ではない「正しい立ち方」をきちんと知っておくことで、頭に思い描く立ち姿ががらりと変わり、正しい姿勢に近づきます。

4. 「正しい座り方」と「悪い座り方」

「正しい座り方」は、これだ！

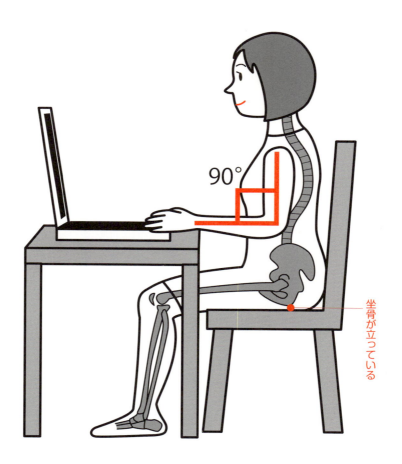

「正しい座り方」のポイントは、次の３つです。

１．腰を立てる
２．顎を引く
３．机に対して腕が直角になるように高さを調節する

　気にかけるべきポイントはたくさんありますが、日々仕事をしながらあれこれこだわって座ってはいられないというのが正直なところです。そこで、極力シンプルに、継続しやすさを重視しました。
　椅子に深く腰掛け、腰（骨盤）をまっすぐに立てます。これが坐骨で座った状態です。腰の立て方が分かりにくい方は、薄い座布団を半分に折り、お尻の下に当てるとよいでしょう（※腰のすべり症で前弯している方は注意が必要です）。
　首と頭が前に突き出ないように、顎は引きましょう。デスクワークをするときは、肘が90度になるように、パソコンの下に雑誌を挟むなどして、高さを調節します。
　はじめのうちは、長いこと「正しい座り方」をキープするのが難しく、気づくと元の悪い姿勢に戻ってしまいがちです。その場合は、再度腰を立て、一回上を向いてから顎を引くと、「正しい座り方」が復活します。

「正しい座り方」を復活させる方法

さて、ここで質問です。次のAとBでは、どちらが腰への負担が大きいでしょうか。

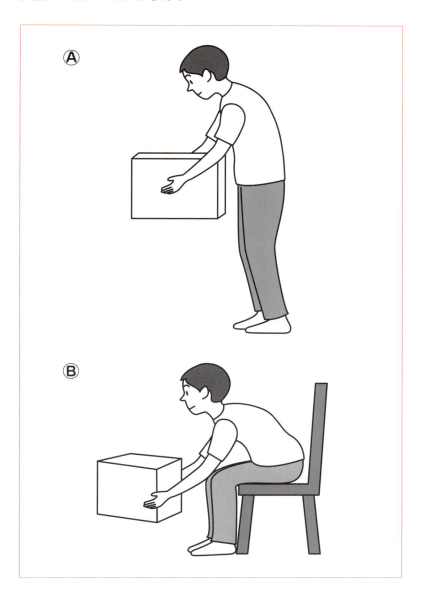

元気になる立ち方・座り方・歩き方は、これだ！

答えは、「B」です。立って荷物を持つよりも、椅子に腰掛けて持った方がよさそうに思えてしまいますが、実は椅子に座った状態で荷物を持つのは、腰に非常に大きな負担を掛けるのです。

　スウェーデンの整形外科医ナッケムソン博士によると、真っすぐに立った姿勢で腰の椎間板に掛かる負担を100とすると、椅子に座った状態の負担は140に、椅子に座って前かがみになった状態の負担は185、着席して前かがみ姿勢で荷物を持った状態の負担は275となるそうです。

　つまり、そもそも立つより座る方が腰への負担は大きく、しかもパソコンやスマホ操作時にありがちな前傾姿勢だと負担が増加。さらに、座った状態で前傾して荷物を持つのは、立位状態の2.75倍もの負担を腰に与えるということです。

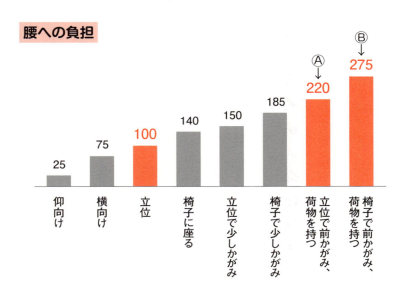

腰への負担

椅子に座った状態は腰への負担が大きいとわかったところで、「悪い座り方」を見てみましょう。

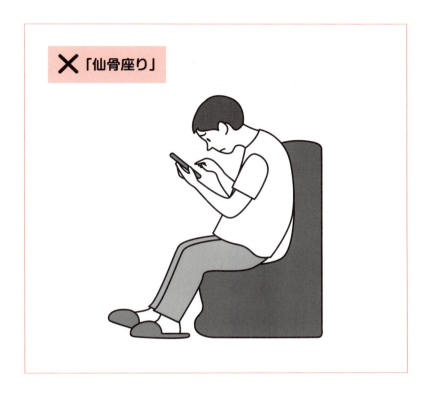

　「仙骨座り」は柔らかいソファや、車や電車の椅子などに腰掛けたときに取りがちな姿勢です。
　仙骨とは脊椎の下部、骨盤に位置する大きな三角形の骨です。椅子の背にもたれかかった際にお尻が前方に滑り、仙骨や尾骨が座面に当たるのが、この座り方です。
　腰への負担も増大のため腰痛を呼びやすく、また見た目にもだらしがない印象になりがちです。

続いての悪い座り方は「Ｓ字側弯」です。「仙骨座り」が前後のバランスが崩れた座り方ならば、「Ｓ字側弯」は左右のバランスが取れていない座り方です。

　左右どちらかのお尻に重心を置いた状態で、頬杖をついていたり、足を組んだり、車の運転をしているときなどによく見られる姿勢です。頬杖をつく手や重心をかける方向はいつも同じになりがちで、背骨の側弯につながります。子どものころに側弯症と診断された方もいるかもしれません。

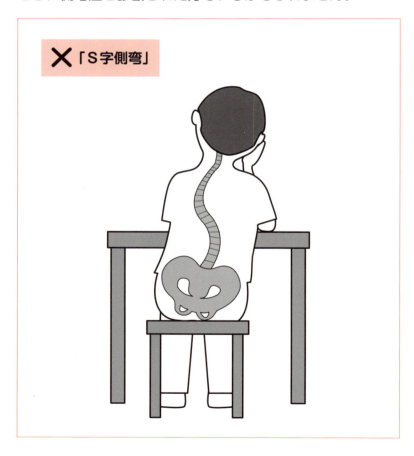

床に座るときにも、「正しい座り方」と「悪い座り方」が存在します。
　座椅子の「正しい座り方」は、基本的に、椅子に座るときと同じです。腰を立てて坐骨で座り、顎を引けば完成です。
　膝を少し曲げると腰が楽に座れます。

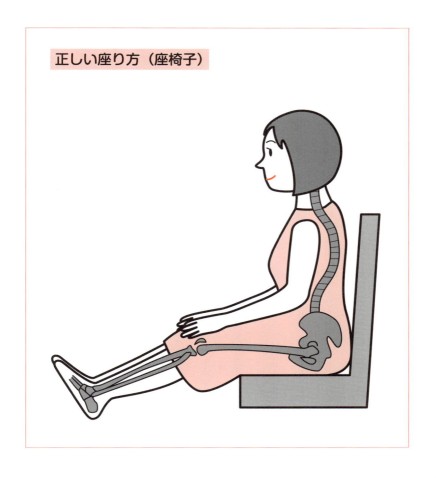

正しい座り方（座椅子）

正座は、日本に古くから継承されてきた「正しい座り方」です。正座は膝に負担がかかるため、すべての人にお勧めできるわけではありませんが、正しい正座は重心が安定し、心が落ち着き、呼吸も整います。

　左右の膝頭を揃えて正座します。膝の間は、男性で握り拳１つ分、女性は半分くらい開けるとよいでしょう。左右の肩を結ぶ線（肩甲帯）が左右対称の一直線となり、その中心に頭がくるようにします。

　後ろから見ると、内側の踵とお尻の骨が当たるようになります。ただし、大腿骨と下腿骨の長さには個人差があるため、必ずしもそうなるとは限りません。左右の親指を上下に重ね、しびれたら上下を入れ替えると、しびれは軽減します。

　現代は洋式生活が主流ですが、日本古来の和式生活には足を鍛える要素が満載です。例えば朝の起床時の動作を比べてみましょう。ベッドの場合は、身体を起こし、ベッドに腰掛けてから立ち上がります。一方和式布団の場合は、身体を起こし、一度正座の体勢を取ってから立ち上がります。大腿部とくるぶしに力を込めて床から立ち上がる動作は、スクワットをするのと同様の運動効果があります。

　また、和式トイレを利用する際に、立ち姿からしゃがみ、用を足している間はその姿勢をキープして、終わったらまた立ち上がるという一連の動きも、スクワットと同様の効果があるのです。

　慣れ親しんだ洋式の椅子生活に違和感を覚えたら、ぜひ正座を軸とした和式生活を取り入れてみてください。

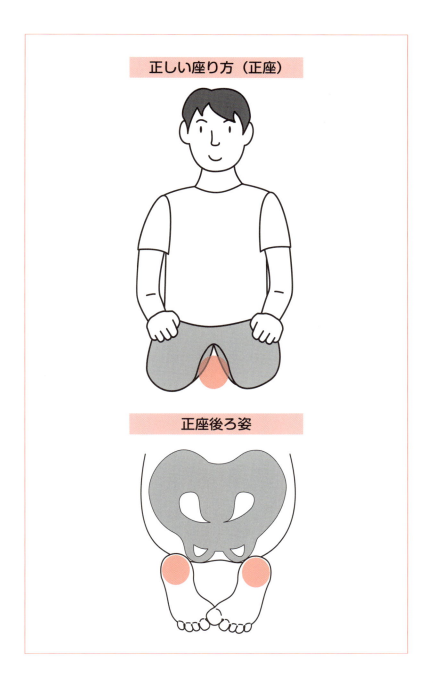

一方で、床に座る際の悪い姿勢の代表格は**「横座り」**です。横座りは楽なようですが、膝にはねじれた力が加わり、腰への負担も大きく、膝痛や腰痛の原因となります。背骨がＣ字に弯曲する座り方であり、骨盤も傾き、筋肉の負担も増大します。成長期の子どもが横座りを繰り返すと、脚線（荷重線）を悪化させ、姿勢の悪化につながります。

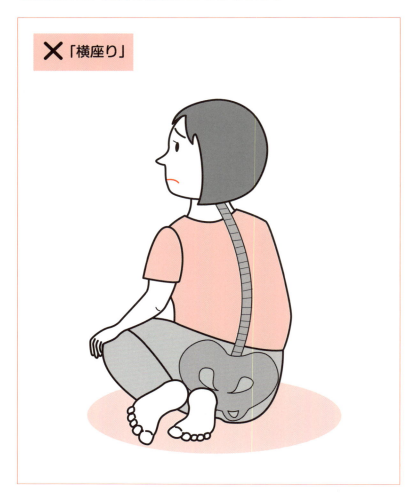

✕「横座り」

最後に、P.46のチェックリストを振り返り、あなたの座り方はどこを正せばよくなるのかを確認してください。

・足を組む癖がある
　無意識に足を組む癖があるのは、身体の歪みを歪みで正そうとしている証拠です。足を組むとおなかの力をあまり使わずに座ることができるため、「悪い姿勢だけれど、楽な姿勢」です。しかし、日常的にこの楽な姿勢を取り続けていると、下腹部がぽっこり出て、お尻が下がる原因となります。また、背筋が伸びているときは足を組まないため、猫背や、お尻をすべらせて座る「仙骨座り」の姿勢をとりがちです。

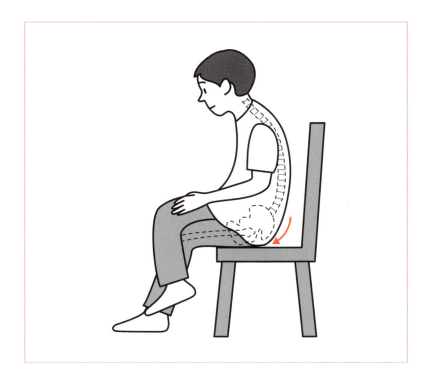

・パソコン画面に顔を近づけて見る

　首と頭が前に突き出た姿勢で、首への負担が増大します。頸椎本来のＳ字カーブが失われた「ストレートネック」といわれる状態を招きがちです。また、首が前に出ることでおのずと猫背になります。

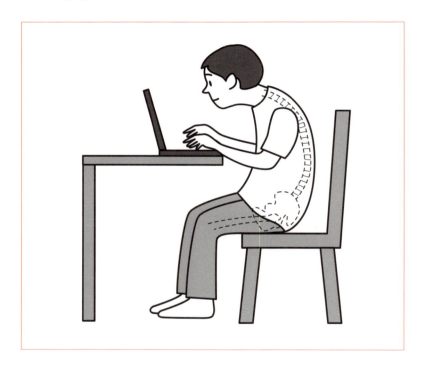

・机に頬杖をついて座ることが多い

　P.66の通り、Ｓ字側弯です。

・椅子に浅く腰かけ、背もたれに寄りかかって座る

　P.65の通り、仙骨座りです。

・（床に座る際に）横座りをすることが多い

　P.70の通り、Ｃ字弯曲です。

5. 「正しい歩き方」と「悪い歩き方」

「正しい歩き方」は、これだ！

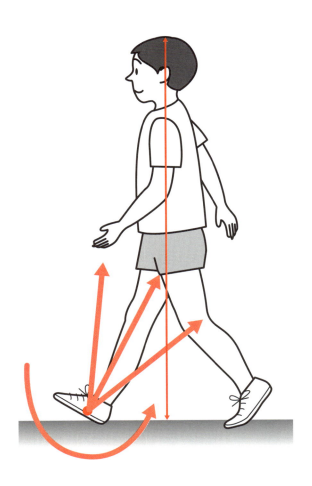

「**正しい歩き方**」のポイントは、次の通りです。

足の裏の重心点を意識する

「正しい歩き方」の基本は、「正しい立ち方」と同じです。歩行にも理屈はありますが、細かい注意点を並べても、それを意識しながら歩くことは非常に難しいものです。そのため、意識すべきはただ１つ、**重心**です。

　第３章で詳しく説明しますが、足の裏の踵の少し前、土踏まずのやや内側あたりに「重心点」があります。歩くときには、その**重心点**から接地することを心がけるのです。重心点から接地するように踵の丸い部分を順次に下ろし、１点に掛かる重心を分散させるイメージを持つと、まるで転がるようにスムーズに歩けます。

　膝の悪い方、膝痛が長引く方は、この「正しい歩き方」に加えて、足の小指側を少し接地させないことを意識して歩いてみてください。膝痛を訴える方の多くは、重心が足の小指に逃げているため内側の膝が痛みやすいのです。内股になるのではなく、小指を浮かすイメージで歩いてみてください。

　では続いて、「悪い歩き方」を確認しましょう。最初の悪い歩き方の例は「踵着地」です。これは、「"きれいに歩くイメージ"を持って歩く」と言い換えてもよいでしょう。

　多くのメディアでは、美しい歩き方として「踵から着地する」ことが奨励されています。しかし、きれいな歩き方を意識し過ぎると、身体が力みます。すると、踵に掛かる力が「体

重×スピード」で衝撃に変わってしまうのです。踵に一点集中で、どん！と衝撃が加わると、それを吸収するために足腰の筋肉が緩衝作用を働かせます。

　また、踵着地を意識するあまり、腰を反らせた歩き方もよく見かけます。つまり、踵を意識するあまり、テコのように外力が働いてしまい、膝や腰を悪くする場合があるのです。

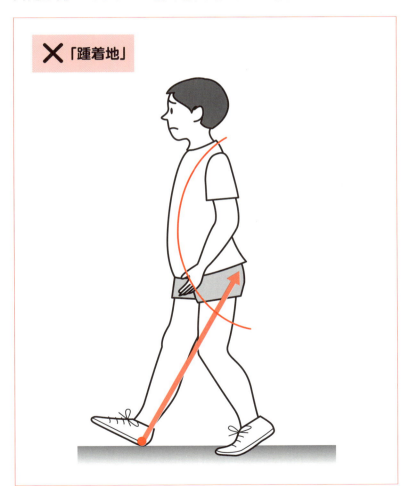

✗「踵着地」

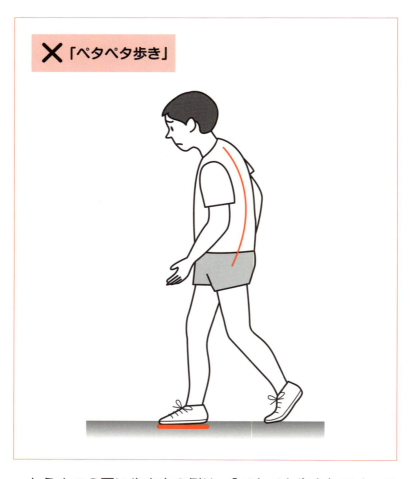

　もう１つの悪い歩き方の例は、「**ペタペタ歩き**」です。スマホを見ながら歩くときなどに多く、猫背で肩が丸くなり、呼吸も浅くなります。重心が前に出るため、足裏全体を付けてペタペタと歩き、足首をあまり使わないことが特徴です。

　ここで例に挙げた２つ以外にも、悪い歩き方は存在します。P.46のチェックリストを元に確認してみましょう。

・靴底のすり減り方が内側と外側で違う

　ほとんどの方は、靴底の外側からすり減ってくることでしょう。重心が外側に逃げていることが考えられ、がに股で歩いている可能性も考えられます。靴屋では「歩き方が悪い」と言われることもあるかもしれませんが、これはほぼ正常な状態で、あまり気にすることはありません。しかし、踵よりもつま先の外側（小指側）がすり減っているのは、重心点がずれている証拠です。

　足を捻挫するとき、大半は内反捻挫といって、内側にひねってしまいます。外側にひねりにくいのは、足の外側の骨である腓骨が、内側の骨である脛骨より少し長いからだと言われています。

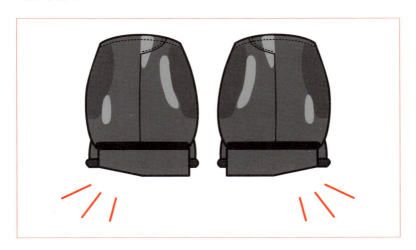

・クッション性のあるインソールを愛用している

　人間は類人猿が進化して生み出されたとされていますが、猿のように木に登ることもできず、足に関しては進化というより、むしろ退化したといえるでしょう。

今の時代、はだしで歩く機会はなくなり、靴の快適性が向上するに比例して、人間の足は甘やかされてきました。クッション性のある靴や、足のアーチを支えるインソールは、あなたの足の筋肉を衰えさせます。そしてそれは、膝や腰への負担につながります。足指を使って足裏の筋肉を鍛えないと、足の腱にも負担が及びます。

・よくつまづいたり、転んだりする
　つまづいたり転んだりするのは、歩く際に足がしっかりと上がっていないことが考えられます。猫背などの悪い姿勢を続けていると、姿勢保持筋である腸腰筋が衰え、足が上がりづらくなるのです。逆に、正しい姿勢で歩くと腸腰筋を使うため、足がしっかり上がり、重心も安定します。

・スマホを見ながら歩くことが多い
　P.76のとおり、猫背でペタペタ歩きになりがちです。

・踵から接地するように心がけている
　P.75のとおり、余計な力が加わって膝や腰を痛めがちです。

　正しい立ち方、座り方、歩き方と聞くと、「背筋がピーンと伸びている」姿を思い浮かべるようです。しかし、人間の背骨は緩やかなカーブを描いているのが理想であり、まっすぐな背骨は害ですらあります。背筋を伸ばすことを意識しすぎて、腰が反っていたり、肩に余計な力が入っていたりするのでは、決して「正しい姿勢」とはいえません。

正しい姿勢のキーワードは、「重心」です。次章から始めるエクササイズでも、「背筋を伸ばす」ことより、「重心の通り道」を意識して行うと、より「正しい姿勢」に近づくでしょう。

コラム 「標準仕様」と「カスタマイズ」

　高校時代の私は、1年生でラグビー部のレギュラーに抜擢され、毎日、無我夢中で練習をしていました。そのころから身体の疲労と慢性の腰痛に悩まされ、整形外科に通うのが日課でした。しかし、いくら通院しても身体はなかなか回復しないため、東洋医学の本を買い、独学で勉強を始めました。周りの友人たちがこっそり隠れてタバコを吸っているときに、私は足にモグサを載せ、ライターで火をつけてお灸をしていたものでした。

　ラグビーが強くなりたい一心で、教科書に載っているとおりの足の形を手に入れたいと考える日々。しかしあるとき、この「教科書どおりになる」という考えは間違えているということに気づきました。

　教科書には、標準的な身体が載っています。しかし、実際の私たちの身体は、十人十色、人それぞれに異なります。完全に教科書どおりの身体をしている人などおりません。

　これは、新車や新築の家を購入するときと似ています。標準仕様とされる家や車はシンプルですが、とらえ方によっては個性がなく、使い勝手もイマイチです。そこで、例えばカーナビを付けようとか、壁をタイル張りにしようとかオプションを付けることで、自分らしく、使い勝手のよい仕様に変えていきますよね。

　我々人間の日常には、たくさんの生活習慣が存在します。

そして、あなたの身体はその生活習慣に、少しずつ、自動的に順応してきました。あなたの今の身体は、良くも悪くも、あなた自身があなた仕様にカスタマイズした最善の身体に仕上がっています。たとえ、膝や腰の骨が変形しているとしても、それはあなたが作り上げた最善の対処なのです。

　その独自にカスタマイズした身体を、「医学の教科書的と照らし合わせると、こことここが変形している」という診断のもと、ボルトを入れて形を元に戻したり、関節を人工物に入れ替えたりすることが多々あります。しかし、「なぜ変形したのか？」という原因に目を向けなければ、また元の木阿弥です。

　骨の変形を無理に治そうとしたり、標準仕様の身体になろうとする必要はありません。痛みやこりなどの不快な症状を取り除き、それでいてあなたの生活習慣に合った身体がつくれたら、最高のカスタマイズだと思いませんか？

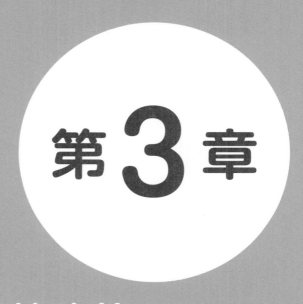

第3章

姿勢改善メソッド

5ステップエクササイズ

1. 姿勢改善メソッドに取り組む前に

　さぁ、いよいよ**姿勢改善メソッド**の出番です。これから紹介する姿勢改善メソッドは、次の５段階に分かれています。

　　ステップ１：身体の重心を確認するエクササイズ
　　ステップ２：腰を緩めるエクササイズ
　　ステップ３：腰を使うエクササイズ
　　ステップ４：腰を入れるエクササイズ
　　ステップ５：まとめのエクササイズ

　それぞれのエクササイズは、**１回３分**程度です。自宅にあるものや、100円ショップで買えるようなものを使うので、高価な器具を用意する必要はありません。フィットネスジムのような広い空間も必要もありません。歯磨きしながら、テレビを観ながらでも取り組める、手軽な内容です。
　ステップ２〜５にはそれぞれ基本編と応用編があります。基本編は重心やインナーマッスルを「意識する」エクササイズ、応用編は「鍛える」エクササイズです。まずは基本編に取り組んでください。基本編がスムーズにこなせるようになったら、応用編にもチャレンジしてみてください。
　毎日５ステップすべてに取り組むのが理想ですが、最初から無理しすぎては継続できないので、まずは、１日１エクササイズから始めてみましょう。慣れてきたら、次のステップも追加していくとよいでしょう。

ポイントは、**毎日取り組むこと**です。少し難しい話になりますが、毎日姿勢改善メソッドに取り組むことで、大脳皮質の運動野に情報が流れて刺激されます。すると、骨格筋を支配する脳幹と脊髄の運動神経に神経信号が送られ、筋肉運動を起こします。主に大脳皮質に記憶され、毎日その情報を大脳皮質へ送り続けます。そこから小脳に伝達され、筋肉運動と筋緊張を調整します。繰り返し、繰り返し情報を送り続けると、いわゆる「**身体で覚える**」状態になります。つまり、毎日取り組むことで、身体が正しい姿勢を記憶してくれるのです。

　ラグビー部時代の私は、毎日必ず「姿勢」の練習をさせられました。当時の私には、この「姿勢」の練習の重要性が理解できませんでしたが、今の私にとって、あの練習はかけがえのない財産です。ご紹介するのはすべて、ラグビー仕様の最高で簡単に継続できるエクササイズです。ぜひ、あなたも挑戦してみてください。

2. ステップ1：歯磨きしながら重心確認エクササイズ

◎準備するもの

・ペットボトルのふた　2つ
・靴のインソール
　（アーチが低く、クッション性のないもの）※
・木工用ボンド
・油性ペン

※インソールは、100円ショップなどで売られている薄手のものが適しています。市販品である必要はないので、ダンボールなどを足型に切り抜いて作ってもかまいません。

◎「Pソール」（PET bottle cap ソール）作成

① 左足用インソールに左足を載せ、自分の足の形より少し大きめになるようにカットして、サイズを調整します
② 足の内側のくるぶしから垂直に下ろしたところに当たるインソールに、油性ペンで印を付けます

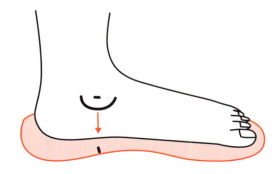

③ インソールの縦中央に線を1本引きます
④ ②で付けた印から、③の縦線に向って垂直に線を引きます
⑤ ④で引いた2本の線の交点よりやや内側にペットボトルのふたを置き、木工用ボンドで固定します。
⑥ 右足についても同様にして作成します。これで完成です

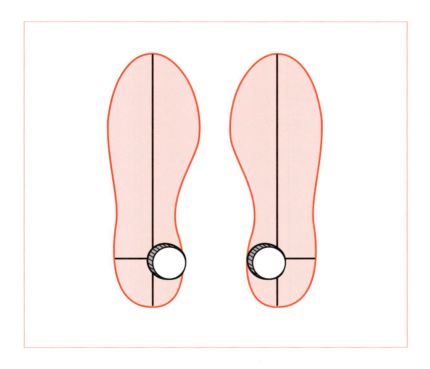

※「Pソール」は重心確認エクササイズのためのものです。靴の中に入れてインソールとして使用するなど、日常生活では使用しないでください。

◎ 重心確認エクササイズ

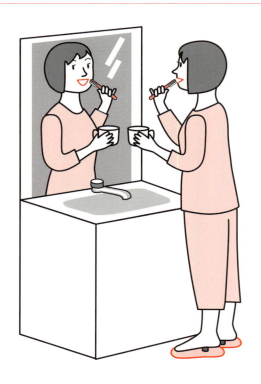

① 洗面台より30センチ離れたあたりに、左右が握り拳1つ分くらい離れるようにして「Pソール」を置きます
② 「Pソール」の上に両足を載せて立ちます
③ その体勢のまま、歯を磨きます
④ 歯磨きが終わったら、「Pソール」から下ります

これを毎日繰り返しましょう。

「**重心確認エクササイズ**」は、あなたの身体の**重心の場所を確認する**ためのものです。ペットボトルのふたが「**痛み刺激**」として、あなたの正しい重心を教えてくれます。痛み刺激を受けながら「歯を磨く」という別の動作を加えることで、無意識にその正しい重心を覚えるのです。Ｐソールを外し、足の裏に残る「痛み刺激」を感じながら、すぐに２〜３歩歩いてみてください。どうですか？　いつもの歩行との違いが感じ取れましたか？　身体が正しい重心を理解したのです。
　もちろん、Ｐソールから下りてしばらくすると痛みは消え、重心の場所も忘れてしまいます。しかしそれを毎日繰り返すことで、重心の位置に迷いがなくなり、正しい立ち方や歩き方が身につくのです。
　なお、痛み刺激が強い場合は、洗面台に手をつき、膝を少し曲げてください。ただし、足底腱膜炎や日ごろから足底に痛みを感じている方は、無理に行わないでください。

3. ステップ2：弯曲復活！ 寝ころびエクササイズ

◎ 準備するもの

- バスタオル　　　　1枚
- ひも、またはゴム　2本

◎ タオル枕作成

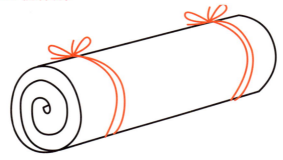

① バスタオルの短い辺を2つに折ります
② ①を端からくるくると巻いて丸めます
③ 両端をひも、またはゴムで留めます

◎【基本編】寝ころびエクササイズ（骨盤・腰枕）

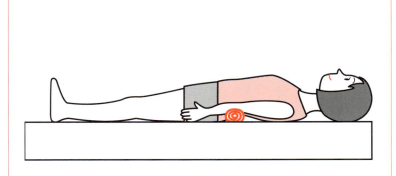

① 床に上向きに寝ころびます
② おへその上に片手を置き、そのまま背中の方に向かって横へ滑らせ、おへその裏側となる位置を確認します
③ ②で確認した位置（骨盤の骨際の少し上あたり）に、タオル枕を横向きにして入れます
④ リラックスした状態で、そのまま5分間寝ころんで過ごします

「**寝ころびエクササイズ**」は、**腰を緩める**ためのものです。骨と骨の間には**椎間板**という、ゼリー状のクッションがあります。通常は骨と骨の隙間が平行なため、収まるべき所に収まっています。しかし、姿勢が悪いと骨と骨の間隔にバラつきが生じ、椎間板が隙間の広い方へと突出してしまいます。例えば、椎間板が後方へ突出すると、後方の神経を圧迫し、足にしびれが出現することもあります。

この「寝ころびエクササイズ」は、椎間板への負担を減らすためのものです。ゼリー状の椎間板や周りの組織、筋肉を腰枕で緩め、回復を促します。

力を抜いて寝ころぶだけなんて、本当に効果があるの？と疑問に思うかもしれません。しかし、**寝ている時は最も重力を感じず**、身体に負担がかからない姿勢です。それを利用し、**背骨の弯曲を復活**させるのが、このエクササイズの目的です。

なお、寝ころぶのは床でも布団の上でもかまいませんが、柔らかい布団やマットレスは避けてください。できるだけ硬い場所がお勧めです。

また、腰の弯曲がひどい方（特に後弯の方）、ヘルニアの方は、痛みが強く出る傾向があります。痛みのある方は、腰枕に使うバスタオルを少し小さく薄手の物に変え、高さを低くして、無理のない範囲で行ってください。

時間に余裕があるときは、おへそを基準に少し（5cm程度）上と下に腰枕をずらし、再度5分ずつ寝ころんでみましょう。

◎【応用編】寝ころびエクササイズ（頚椎・首枕）

　腰枕で腰椎の弯曲をつくったら、次は首の下にもタオル枕を入れて、頚椎の弯曲もつくりましょう。

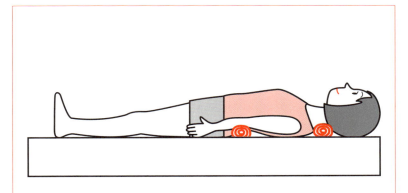

① タオル枕を２つ用意します
② 【基本編】の寝ころびエクササイズの体勢をとり、腰の下にタオル枕を横向きにして１つ入れます
③ もう１つのタオル枕を首の下に横向きにして入れます
④ リラックスした状態で、そのまま５分間寝ころんで過ごします

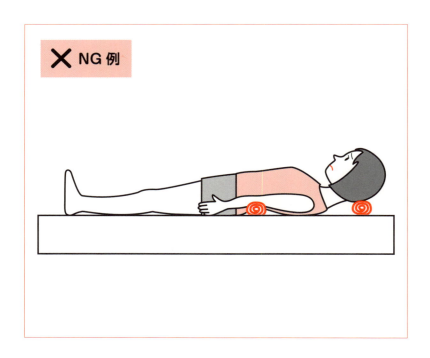

　首枕は、首のくぼみの下に収まるように入れてください。頭の下に入れてしまうと、首に負担がかかり、ストレートネックが強くなります。筋肉がピーンとつっぱり、寝違えやすくなるので注意しましょう。
　また、リラックスせずに全身に力が入りすぎた状態でも効果が得られません。身体が棒のように直線になると、骨に遊びがなく、弯曲をつくることができません。

4. ステップ3：インナーマッスル強化！四股踏みエクササイズ

◎四股踏み前の準備運動①

　相撲力士が行う四股踏みは、さまざまなスポーツに応用されています。ステップ3では、その四股踏みを取り入れたエクササイズを行いますが、四股踏みは、運動経験があまりない方にとっては少々難しいものです。

　そこでまず、準備運動として四股踏みの基本を身につけましょう。この準備運動だけでも十分な運動効果が得られますので、無理せず楽しく行ってください。

① 洗面台（鏡）の前に立ちます
② 左右の踵を付け、つま先は握りこぶし１つ分開けます
③ 洗面台に両手をつけ、背筋を伸ばしたまま、股を開きながら腰・お尻を真下にゆっくりと下ろして（しゃがんで）いきます。
④ 踵からお尻を浮かせた状態で８秒間キープします
※しゃがんだときに、左右の踵は床から離し、軽くつま先立ちをします。
※左右の膝は付けずに、相撲の「蹲踞(そんきょ)」の姿勢をつくりましょう。

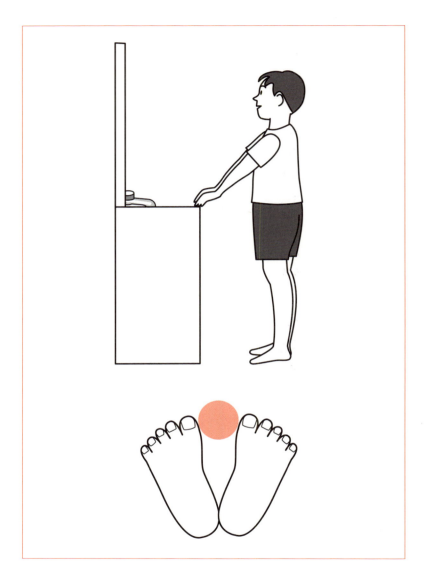

　しゃがむときに左右の膝をくっつけてしまったり、背筋を曲げて前かがみの姿勢をとったりしては、効果が得られません。また、膝が悪い方は無理のない範囲で行ってください。

◎四股踏み前の準備運動②

続いて、四股の基本動作をとってみましょう。

① 洗面台（鏡）の前に立ちます
② 洗面台に両手をつき、左右に一歩ずつ外へ開くイメージで、足を肩幅より広く開きます
③ つま先を軽く外側に向けます
④ 背を伸ばしたまま、つま先の方向へ膝を曲げ、腰を下へ落とします。つま先と膝が同じ方向を向いていること、膝をつま先より少し前に出すことを意識してください

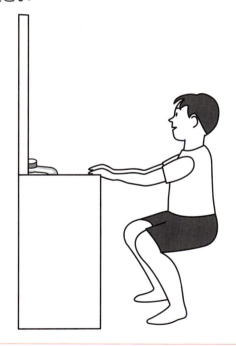

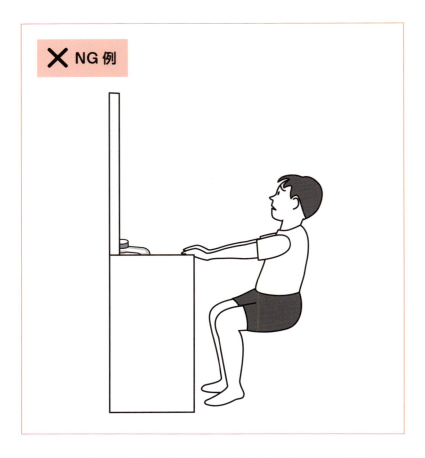

　イメージは、きれいな姿勢でバイクに乗っている姿です。無理をせず、股が気持ちよく伸びているのを感じてください。少し痛く感じるかもしれませんが、何度か行ううちに慣れてきます。
　足の親指が膝より前に出て、後方へ倒れたり、腰や頭を反らしすぎてはいけません。

◎【基本編】四股踏みエクササイズ

① 洗面台（鏡）の前に立ちます
② 洗面台に両手を付き、足を肩幅より大きく開きます
③ 股の下に四角い箱があるイメージで股関節を開きます。同時に膝関節が90度になるようにして腰を落とします（無理をしない程度でかまいません）
④ 洗面台に両手をつけたまま、バランスを崩さないように注意しながら、片方の足をゆっくり上げていきます。重心は足と反対方向へ傾けます
⑤ その状態で2秒間静止してから、上げた足をつま先からゆっくり下ろします
⑥ 反対側も同様に、左右交互に5～6回ずつ行います

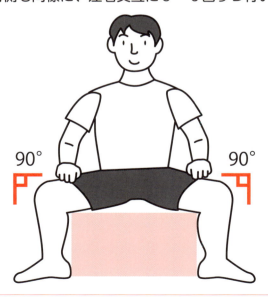

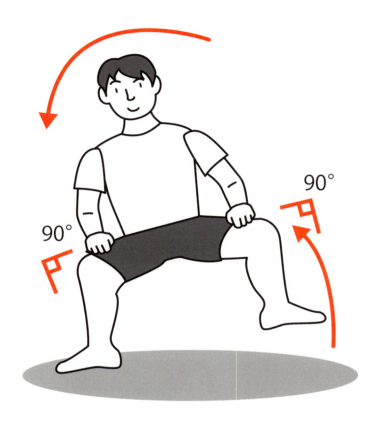

　スポーツなどで、よく「**腰を使う**」と表現することがあります。しかし、「腰を使う」とは、具体的にどのようなことなのでしょうか。

　このエクササイズは、ステップ2で緩めた腰を、今度は「使う」ためのものです。体幹にある**腸腰筋**というインナーマッスルを鍛えることで、腰痛や膝痛、肩こり、脊柱管狭窄症、ヘルニアなどの悩みを解決します。日常生活における動作が大幅に改善し、スポーツのパフォーマンスも上がり、例えばゴルフの飛距離も大きく伸びることでしょう。

股関節は股の下に四角い箱があるイメージで足を開き、膝関節が90度になる姿勢が理想ですが、最初は難しいと思うので、まずは無理のない範囲で始めましょう。上達のコツは、「足の力で上げ下げする」のではなく、腸腰筋を意識して、**お腹の奥から足を引き上げる（下ろす）イメージ**を持って動かすことです。

　ポイントは**ゆっくり行うこと**。勢いよく足を上げ下げしては、効果がありません。また、ステップ１で確認した重心点を意識しながら、つま先から足を下ろす（接地させる）と、抜群の効果を発揮します。慣れてきたら、洗面台から手を離し、膝に手をついて行ってみてください。

　足が上がりにくい方は、上体だけを左右に倒してもかまいません。

◎【応用編１】肩入れエクササイズ

① 【基本編】と同じようにつま先を開き、膝を外側へ向けて、背筋を伸ばしたまま腰を落とします
② 手を膝の少し上に置きます
③ 顔を正面に向け、右手で右太腿を開くように押しながら、右肩を前方へ入れます
④ 左側も同様に行います
※腰の弯曲を意識して行ってください。

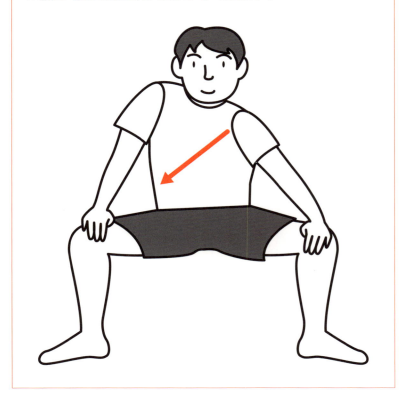

◎【応用編２】すり足エクササイズ

① 「四股踏みエクササイズ」の姿勢をつくります
② 片方の足をすり足で前に出します
③ もう片方をすり足で前に出します
④ ②の足をすり足で後ろへ戻し、続いて③の足を後ろへ戻します
⑤ ②～④を８往復で１セットとし、毎日２セット行います

　単純な動きですが、ただ足を前後させるだけでは効果はありません。ポイントは、足裏の重心と、インナーマッスルへの意識です。お腹の奥の筋肉を使って足を動かすイメージで行いましょう。

5. ステップ4：逆背もたれ椅子エクササイズ

◎準備するもの

- 背もたれ付きの椅子
- 薄手の座布団　　　1枚

◎【基本編】逆背もたれ椅子エクササイズ

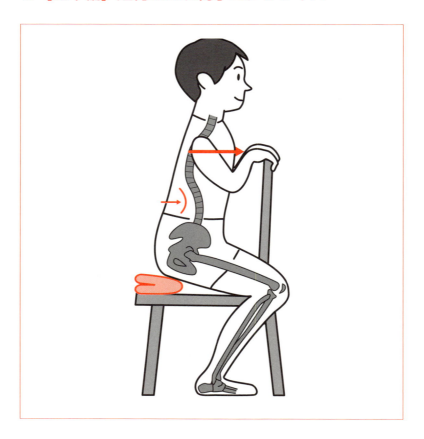

① 椅子の背もたれに向かい合うようにして、座面をまたいで座ります
② 背もたれに両手をつき、腰を立てます
③ 左右の乳首を結んだ線の真ん中を前方へ出す感じで、胸を張ります
④ 頭のポジションをつくるために、一度上を向いてから顎を引きます
※腰の立て方が分からない方は、お尻の半分くらいまでにくるように二つ折りした薄手の座布団を敷きます。

　ステップ3では、腰の使い方を練習しました。続くステップ4は、「**腰を入れる**」エクササイズです。
　椅子の背もたれに向き合って座る――なんとも簡単なことですが、自然と胸が張り、おへそが前に出て、お尻がプリッとなり、坐骨で座ることができます。つまり、「正しい座り方」が実践できるのです。この姿勢は**姿勢保持筋**というインナーマッスルを鍛える効果があり、基礎代謝が上がり、ダイエットにも効果を発揮します。
　ただし、骨盤が前弯している方は、あまり腰を反らし過ぎてはいけません。座布団は入れずに行って下さい。骨盤内の腹圧が鍛えられれば大丈夫です。また、腰椎分離症やすべり症の方は無理に行わず、専門医に相談してください。

◎【応用編１】引っ張りエクササイズ

① 椅子の背もたれに向かい合うようにして座り、【基本編】の姿勢をつくります
② 背もたれの高さで、左右の手の指を２～４本引っかけるようにして組みます
③ 肘下を水平にして、組んだ指を左右に引っ張ります。このとき、全力で行う必要はなく、80％の力で引っ張ります
④ そのままゆっくり呼吸しながら８秒間キープします
⑤ 左右の手の上下を入れ替えて繰り返します

　まずは５セットを目標に、時間があるときは何セット行ってもかまいません。ポイントは、肘の力ではなく、お腹に力を入れて、インナーマッスルを使って引っ張るイメージを持つことです。背中や肩甲骨周りへの効果が期待できます。

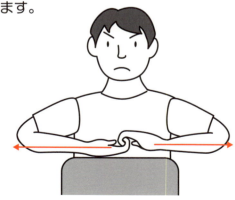

◎【応用編２】押し合いエクササイズ

① 椅子の背もたれに向かい合うようにして座り、【基本編】の姿勢をつくります
② 背もたれの高さで両手を合わせ、互いに押し合います。このとき、全力で行う必要はなく、80％の力で押し合います
③ そのままゆっくり呼吸しながら８秒間キープします

　バストや二の腕裏に効果が期待できます。血圧の高い方、心臓病の方は無理に行わず、専門医に相談してください。

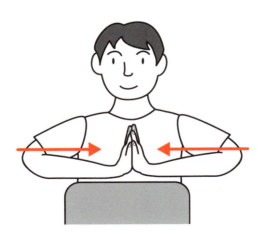

◎【応用編３】椅子で四股踏みエクササイズ

① 椅子の背もたれに向かい合うようにして座ります
② 両手で椅子の背もたれをつかみ、股関節は椅子の背もたれ程度に開き、膝関節が90度になるように足を広げ、つま先を外側へ向けます
③ 膝の角度を保ったまま、身体を左へ倒しながら右足を上に引き上げます。このとき、右足を上げる動作より、左足で支える方の重心を意識することがポイントです
④ 身体の軸を保ったまま、できる限り右足を伸ばして上げます。このときも「四股踏みエクササイズ」同様に、「足の力で上げ下げする」のではなく、お腹の奥（腸腰筋）から足を引き上げる（下ろす）イメージを持って動かしてください
⑤ そのままの姿勢で２秒間キープします
⑥ つま先から重心点にかけて、ゆっくりと足を下ろします
⑦ 左側も同様に行います
⑧ 左右各３回で１セットとし、５セット行います
※ゆっくり、丁寧な動作で行うのがポイントです。足が伸びにくい方は、無理をせず膝を曲げて行ってください。

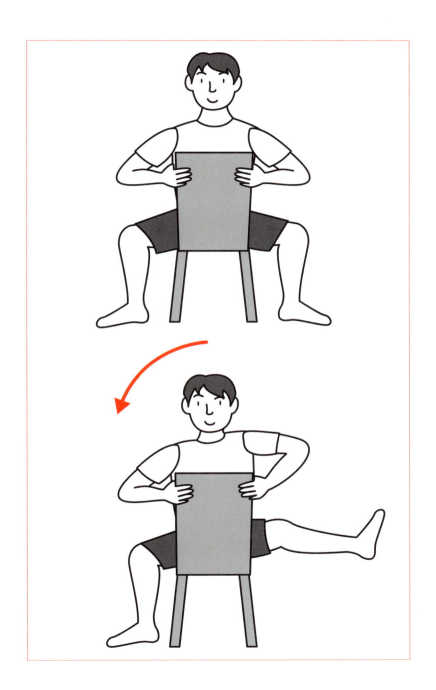

姿勢改善メソッド——5ステップエクササイズ

6. ステップ5：4本足動物に学ぶエクササイズ

　これまで、ステップ1で身体の重心を確認し、ステップ2で腰を緩め、ステップ3で腰を使い、ステップ4で腰を入れるエクササイズを行いました。最後のステップ5は、まとめのエクササイズとして、日常生活の動作にステップ1～4までの動きを取り入れるものです。

　ポイントは、これまでに確認した**重心**、**背骨の弯曲**、**インナーマッスル**を意識することです。

◎【基本編】まとめのエクササイズ

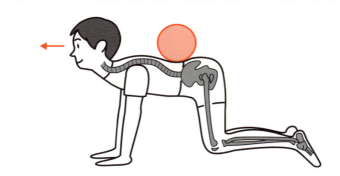

① 手のひらと膝を床につけ、それぞれ肩幅に開き、四つんばいの姿勢をとります
② 顔を上げ、視線を前に向けて四足歩行（ハイハイ）します
③ 前へ5歩、後ろへ5歩を1セットとして3セット行います

四つんばいになるハイハイの姿勢は、実は自然と骨盤が立ってお尻がプリッとなり、お腹に力が入るため腰を使い、腰が入った状態です。実際に載せる必要はありませんが、腰の上に載せたボールを落とさずキープできる姿勢をイメージしてください。

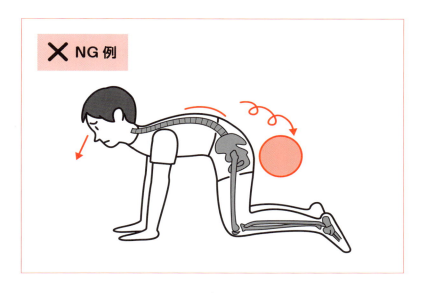

　首を上げずに下を向くと、背中が丸くなってしまいます。その状態でボールを腰に載せても、ボールは転がり落ちてしまうでしょう。

起床時の準備運動として、前に５歩ハイハイ、後ろへ５歩ハイハイしましょう。肩幅と骨盤を大きく使って、百獣の王ライオンがのっしのっしと、ゆったり歩くイメージで歩いてみてください。お腹の奥（腸腰筋）を使って足を前へ出すイメージを忘れずに行ってください。

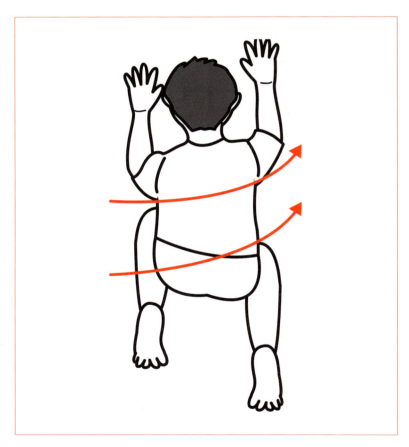

◎【応用編】お尻エクササイズ

① 【基本編】と同じように四つんばいの体勢をとります
② その体勢のままお尻を右側に倒し、ストレッチします
③ お尻の筋肉が伸びるのを感じながら8秒キープします
④ 左側も同様に行います
⑤ ①〜④を1セットとして3セット行います

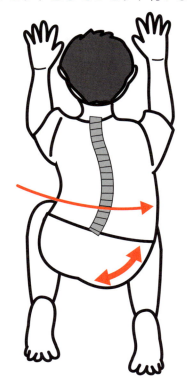

コラム　コンビニより多い⁉　整骨院の数

　ある日のテレビで、関西の辛口漫才師がこんな話をしていました。

「知り合いの整形外科医が開業してん。俺も診てもらいに行ったらな、ごっつい流行ってるねん。待合が満員や！　凄いで。
　それでな、『お前、凄いな！』って言ってな、別の日にもう1回その病院行ってん。
　そしたらな、待合室な、前におった患者がほとんどやで。
　これって、こいつら治ってないからまた来とるねん！　治せてないゆうことや。」

　なかなか的を射ているなぁと思わず苦笑してしまいました。
　さて、コラムのタイトルにもあるように、当院のような整骨院や整体院、施術院は、コンビニよりもたくさん存在するそうです。理由はわかりますか？　そうです。皆さんを含め、患者さんの症状が治っていないからです。治らないから通い続けるのです。ほとんどの方にとっては、ゴールのないマラソンのようなものです。
　病院では「標準治療」がすべてであり、そこから逸脱しない範囲で治療が行われます。患者さんが「痛み」を訴えたら、

対症療法、つまり、注射や湿布、痛み止めの薬を処方、場合によっては手術を勧められるかもしれません。

　もしその痛みの原因が固まった筋肉にあったとしても、硬結をほぐし、本人の自然治癒力により改善されるのを待つような、根本的な治療を行うことはありません。さらには、そのような痛みを招いた身体の使い方を見直そうという話になるわけがありません。そのため、病院に通っても治らなかった人が、今度は整骨院や整体院の戸を叩くのです。

　勘違いしないでいただきたいのは、私は病院での治療を否定しているわけではありません。患者さんにとって、少しでも多くの選択肢をお伝えしたいだけです。手術して今までどおりの日常生活を取り戻せるなら、よし。手術しなくても今と同じ幸せな生活を継続できるなら、それもよし。そして当院は、「手術してもよくならなかったとき、どうするか？」をも共に考えられる場所でありたいと思います。

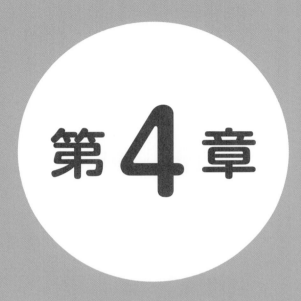

第4章

事例に学ぼう！
「正しい姿勢」で元気になった！

1. 整骨院に杖を忘れて帰る！？

　当院の忘れ物で１番多いのは傘ですが、実は、次いで目立つのが**杖**です。杖をつくということは、膝や股関節などに何らかの不具合が生じ、杖で重心を支えている状態です。ところが、当院で施術を受けると症状が改善し、杖をつかずに歩いて帰ってしまう方が多いようなのです。実際に杖を忘れて帰られた方からは、「ここへ来ると帰り道が歩きやすくて、つい、杖を忘れて帰ってしまった」と言われ、思わず嬉しくなりました。

　歩くという動作は、**片足立ちの連続**です。当院の施術メニューに、「左右の片足立ちがしっかりできることを目指す」というものがあります。片足立ちを安定させることで、杖なし歩行でも踏ん張りが効くようになり、足の自信を取り戻すことができるのです。

　片足立ちを安定させること、これはすなわち重心を安定させることです。第３章で紹介した姿勢改善メソッドで自分の身体の重心を知り、重心を意識しながら歩くように心がけてください。それだけで、膝や股関節の痛みがぐっと軽くなることでしょう。

　「転ばぬ先の杖」という意味では、杖を上手に活用することも大切です。しかし、何歳であっても、杖なしで歩けるようになることは可能です。「もう歳だから」「病院で治らないと言われたから」などと諦めずに、一緒に、自分の足だけで歩いてみませんか？

Case1：膝の痛みが消えた！ 82歳女性Aさんのケース

　Aさんは82歳の女性で、数年間、膝の痛みに苦しんでいました。偶然お孫さんが看板を見かけて、私が施術を行う整骨院へ来院されました。

　Aさんは開口一番、「病院でずっと注射しているのに、膝の痛みがまったくなくならない」と私に訴えました。病院では「膝が変形し、軟骨が擦り減ってしまっているので、もう治りません。ヒアルロン酸を注射して様子を見ましょう」と言われ、もう何年も通院しながら、痛みを我慢してきたそうです。当院へは、わらにもすがる気持ちでお越しいただいたようでした。

　私は、「変形自体は治せませんが、変形した膝に対して、重心を痛くなかったころへ戻しませんか？」と、提案しました。膝が痛いと訴える方の多くは、痛い部位をかばうようにして歩くため、重心が小趾（小指）側に逃げてしまいがちです。この歩き方がさらに軟骨をすり減らす原因となり、さらなる痛みや変形を呼ぶのです。しかし、重心を変えることで、膝の変形は治らなくても、痛みから解放されることができます。

　当院で施術を始めて３カ月後、Aさんから「最近、膝があまり痛くないねん」と、明るい口調で報告を受けました。そしてさらに数カ月後には、「治った！」とまでおっしゃいます。徒手検査（患部と思われる部位を動かしたり、伸ばしたりしながら確認する検査）を行っても、ほぼ正常に動きます。

当院へは、Aさんと同じくらいの年齢の、同じような症状を訴える方々がたくさん通っています。しかし、同じ施術を行っているのに、Aさんのような良い結果が出る人ばかりではなく、なかなか改善されない方も多く見られます。では、良い結果が出る人と出ない人との違いは何でしょうか？

　私は試行錯誤しながら、当院へ通う多くの患者さんのデータや施術内容などを記録し、結果が出る人と出ない人を比較したところ、ある共通点が浮かび上がってきました。それは、Aさんのように施術結果が良い方は、①**施術者（＝私）を信頼してくださっていること**、②**自宅ケア（＝姿勢改善メソッド）を一生懸命やっていること**、の２点が共通しているのです。「たったそれだけ？」と思われるかもしれません。しかし、これが最大のポイントなのです。

　はっきり申し上げましょう。１回で痛みがなくなるような施術は、この世の中にはありません。もちろん、１回で治る疾患もありますし、１回で治るように心を込めて、私たち施術者は日々取り組んでいます。しかし、いくら素晴らしい技術をもって施術を行ったとしても、あなた自身が自力で治そうと努力しない限りは、いつか必ず元に戻ってしまうのです。

　あなたを苦しめるその症状は、毎日の生活が原点となり発生しています。その日常生活の延長線上に今のあなたの身体があることを、多くの方は自覚すらしていません。私は施術家として、皆さんに１秒でも早く治ってほしいと願っています。しかし、私の力（＝他力）だけでは無理なのです。根本

的に治すためには、他力に加えて自力が必要です。

「百万の典経　日下の燈」という言葉があります。100万本のお経を読むほど膨大な知識を頭に詰め込んでも、実践しなければ太陽の下のロウソクの灯と同じで全く役に立たない、という意味です。本書を第4章まで読み進めてくださっても、ご紹介した姿勢改善メソッドを実践しない限り、この知識は役に立ちません。

2. 五十肩を治したければ「急がば回れ」の心持ちで

　40代、50代の中高年になると、特にこれといった原因が見当たらないのに、肩に不快感や痛みを覚えることがあります。肩が痛くて腕が上がらなくなったり、手が背中に回らなくなったりしたら、五十肩が疑われます。

　五十肩は、ある日突然、肩の関節に激しい痛みやしびれが生じることによって発症します。物を持ち上げようとした瞬間や、スポーツ中などに突然激痛に襲われる場合が多く見られます。

　五十肩の痛みは、激しく、苦しいものです。肩関節の周りで「ゴキッ、ゴキッ！」と音が鳴り、身動きできないほどの激痛が走るのです。当院では国の代表選手やプロスポーツでも用いられている施術機器を使って施術しますが、一筋縄ではいかないのが五十肩です。

　また、手が上がらないため、日常生活を送る上でも、次のような不便を抱えることになります。

- ネクタイが結べない
- 背中のファスナーが上げられない
- 髪が洗えない
- 洗濯物が干せない
- 棚の上の方に置いてある物が取れない　など

　多くは半年から1年で症状が軽くなり、徐々に正常な状態

に戻っていきます。

　さて、続いて紹介するのは、2年間も五十肩に悩まされていた女性の事例です。

Case 2：五十肩が治った！ 52歳女性Bさんのケース

　Bさんは52歳の女性で、2年間も五十肩に悩まされていました。いくつもの病院や治療院を転々としたものの、処方された薬や注射やマッサージでは治らなかったため、当院へとたどり着きました。

　私が初めて診たときには症状はかなり重く、肩はまったく上がらず、背中にも手が届きません。トイレに行っても自分で下着の上げ下ろしができないというほどでした。

　当院では、身体のバランスを考察しながら、肩だけでなく全身の施術したところ、肩が15度だけ上がるようになりました。たった15度ですが、2年も肩を上げられなかったため、大変驚いていました。それを励みに通院し、5カ月後には165度まで上がるようになりました。

　なぜ、肩の痛みと身体のバランスが関係するのでしょうか？　それは、肩は股関節と大きく関係しているからです。肩と股関節なんて、そんなに離れた2つの部位が、本当に互いに関係しているの？　と疑問を持たれた方も多いでしょう。そこで、次の実験をしてみましょう。

　まず、背もたれ付きの椅子に、上半身をまっすぐにして腰掛けてください。手のひらを下に向け、肘を伸ばした状態で、手を上げます。肩に異常のない方であれば、腕は問題なく耳

に着くはずです。

　そこで手を下ろし、今度は次の動作を行ってください。上半身は正面を向いたまま、両足を左に向けて座り、左肘で背もたれを抱え込むようにして、身体を固定します。前回と同様に手のひらを下に向けた状態で、手を上げます。

　いかがでしょうか。多くの方は、手は90度のところで止まってしまい、それより上には上げられないはずです。つまり、股関節がおかしな方向を向いていると、肩の上がり方にも影響を与えるのです。これは、野球選手などにもよく知られていることであり、肩関節の不調を改善したい場合は、股関節とのバランスの見直しも必要なのです。

　当院にいらっしゃる方を姿勢分析器で分析すると、身体が左右に傾いていたり、ねじれていたりすることが多く見られます。しかし、多くの方は、こりや痛みのある部位だけ治ればよいと考えており、姿勢を治そうという気はありません。

　五十肩で苦しんでいる皆さんは、整形外科で肩のレントゲンを撮ったり、肩のストレッチをしたりと、「肩」にのみフォーカスして治療法を考えがちです。しかし、身体全体を俯瞰的に見て、全体の調和を整えることが、引いては局所的な痛みの改善にもつながるのです。五十肩を治すために正しい姿勢を身につけるなんて、一見遠回りに思えますが、これが一番の近道でもあるのです。

3. 自分が備え持つ自然治癒力を信じよう

「靴の中に敷くだけで足裏アーチをつくるインソール」、「飲むだけで筋肉量を増やすプロテイン」といった「○○するだけで××できるようになる！」という商品をよく見かけます。しかし、考えてみてください。日々、血と汗と涙を流して練習を積んできたスポーツ選手と、全く練習せずに足裏にインソールを入れて、プロテインを飲んだだけの選手が同じパフォーマンスを発揮できるものでしょうか？

　他力に頼ると、そのときは楽な気がするものです。しかし、実際にはそれだけでは身体を治すことはできないどころか、次第に自分で治そうとする治癒力が大きく弱り、二次的損傷を起こしがちです。結局、本当に頼りになるのは、自分の身体が備え持つ自然治癒力です。

　最後に紹介するのは、著者である私の実体験です。3つの大病院から「手術するしかない」といわれた頚椎ヘルニアだった私は、自分の自然治癒力を信じ、正しい姿勢を手に入れたことで、45歳の今、100点満点といえるまでに回復しました。

Case 3：手足のしびれと頭痛が治った！
　　　　著者・中村彰宏の場合

　私が大学2回生、19歳の頃の話です。ラグビー部に所属していた私は、後頚部（後頭部と頚の付け根あたり）に鈍痛を覚えるようになりました。ラグビーの練習がきついからだと思い、最初は湿布をして冷やしていました。

そのうちに、毎朝起きると身体がずっしりと重く、ひどい頭痛を感じるようになってきました。手足がしびれ、強い倦怠感が身体を覆います。毎日同じ不安がぐるぐると回り始め、ネガティブな考えが頭から離れません。
　いつまでたっても頭痛は一向に良くならず、朝も起きられない日々。次第に大学は１限目の授業を休みがちになっていきます。今思うと、あれはうつ病だったのかもしれません。しかし当時は、「それは心が弱いからだ」と精神論で片付けられてしまいがちでした。

　重い腰を上げて整形外科を受診したところ、頸（首）の椎間板が飛び出している「頸椎ヘルニア」のため、手術が必要と診断されました。当時の私には、「手術後に頸は元通りに治り、ラグビー部に復帰し、以前と同じようにボールを持って相手に体当たりをし、タックルへ行く自分の姿」が思い描けませんでした。むしろ、手術しても後遺症が残り、ラグビー以前の問題として、普通の日常生活が送れなくなるのでは？と不安ばかりでした。
　なんとかして手術を避けたく、脳外科や総合病院を含めて大きな病院をいくつも巡りましたが、どこでも同じ診断を受けます。さらに、ラグビー専門で診療している先生にも診察してもらったところ、「中村くん、次に強い衝撃のタックルを受けたら死ぬかもしれないよ」と、初めて死を想像させる宣告まで受けました。
　死は怖いがラグビーは続けたい、手術もしたくない、と悩み、整骨やカイロ、怪しいボキボキ整体……と、ありとあら

ゆる方法を試しましたが、残念ながら効果は感じられませんでした。

　しかしある日、元教員で、カイロを学ばれた女性の先生から施術を受けたところ、「根拠はないけれど、何となく治りそうな予感」を感じ取りました。そして実際に、それから私の身体は回復し始めます。MRIなどの画像を見る限り、私の頸は治っているわけではありません。しかし、身体は確実に回復しているのです。

　何か特別な施術を受けたわけではないのですが、もしかすると、その先生との信頼関係が大きかったのかもしれません。しかし後から振り返ると、あれは自分の「自然治癒力」を直感したのだと思います。

　自然治癒力を上げるには、人間の本来のシステムである免疫力を高めることが有効です。そして、免疫力を上げるには自律神経のバランスが重要になってきます。自律神経のバランスを整え、免疫力を高めることで、あなたの身体に元々備わっていた「治るスイッチ」がオンになるのです。

　自分の直感と、自分の身体が備え持つ自然治癒力を素直に信じた結果、私の頸椎は手術することなく見事回復し、半年後にはラグビー部に復帰しました。そして、兵庫県選抜選手、兵庫県国体強化選手に選ばれ、引退後は国体のトレーナーとしても選手を補助させていただけるまでになれました。

　余談ですが、私のトレーナーとしての実績について、少し自慢話を披露させてください。兵庫県代表が東京都代表と試

合したときのことです。ケガをした相手チームの選手が私の元へ来て、「うちのトレーナーの治療では試合続投が無理な身体になってしまいました。あなたの治療を受けたい。何とか私を試合に出させて下さい」と懇願してきました。

　相手チームの選手だけに心中複雑でしたが、ラグビー精神は"ONE FOR ALL, ALL FOR ONE"です。自分のチームだけのONEではなく、相手チームも含めたALLだと考え、彼に施術することにしました。

　結果、見事（？）東京都代表は兵庫県代表を打ち破りました。そうです、私のチームは敗れてしまったのです。

あとがき

◎あなたの健康は、あなたと社会を良くするプロセス

　私がラグビーを始めたのは、身体を強くしたかったからです。ラグビーは、生身の身体で相手とぶつかり合います。自分の身を守る方法は、自分の身体を強くするしかありません。それはもちろん、お金では買えません。なぜ、身体を強くしたかったのかというと、そこには自分の父の存在が大きく影響しています。

　私の父は、私が3歳のときに病に倒れました。10年に及ぶ闘病期間中、十数回の手術に腎臓移植、人工透析に山盛りの薬……そして、42歳の若さでこの世を去りました。
　私の記憶にある父は、病室で点滴や透析を受け、腰を曲げながらスリッパをペッタン、ペッタンとさせて歩く姿です。30歳代のころの父が残した手紙には、「（身体がつらくて）横断歩道の青信号が1回で渡りきれない」とありました。自分の思うように生きられない葛藤があったのか、父は母と幼い私の前でよく夫婦喧嘩をしていたものです。

　父は、病院を信頼していませんでした。父が最初に受診した病院の医師は、父が裁判の「さ」の字も出したことはないのに、「中村さん、私は大学病院で教授にもなった。こちらに落ち度はない。裁判したところで、今の時代、あなたは負けますよ」と言い、父に100万円を手渡したそうです。母は悔しくて涙が出たと言います。
　父が亡くなって30年以上経過した今も、疑問に思います。

その医師は、なぜ100万円もの大金を手渡してくれたのでしょうか。これから腎臓移植の手術を受ける父への見舞金でしょうか？　それとも、何かに対する償いでしょうか？　追求する気はありませんが、子どものころに聞いたこの記憶は、今もはっきりと心に残っています。ドラマ「白い巨塔」を観たとき、「これはドラマではなく実話だ！」と思えました。

　病気で身体障害者になり、腎臓移植を控え、会社の給料は大学時代の僕のアルバイト代より低かった、当時の父。父としては、もっと早くに何とかしていれば、助かったかもしれないという悔しさがあったのかもしれません。他人のせいにしたかっただけなのかもしれません。
　転院した大学病院では、３時間待ちの３分診療。笑顔も接遇も全くない医師が「中村さん、また新薬が出たので飲んでみてくださいね」と、一言で診察はおしまい。当時思春期だった私は、そんな弱々しい父の姿を見て、「俺は強くなりたい！」と、思うようになりました。それがラグビーを始めた動機です。

　父の死後、母は女手一つで私を超健康優良児に育ててくれました。ところが、数奇な運命の導きか、父が亡くなった42歳を迎えたとき、私も倒れて入院しました。
　健康は、ある日突然失われます。私もまた、42歳のそのときに、身体の機能の一部を失いました。「病気」と無縁だった私を襲った突然の悲劇でした。あなたが健康を失うと、あなた自身はもちろんのこと、あなたの家族にもダメージを与

えます。逆に言うと、あなたが健康でいれば、あなたの家族も幸せで、それは社会に対しても良い影響を及ぼすということです。病気により身体の機能の一部を失った私は、不思議なことに悲しさよりも希望が芽生えました。なぜなら、私のつらい体験は、今悩んでいる世の中の皆さんのお役に立てる気がしたからです。その思いは、今の私の原動力となっています。

最後に、私が尊敬する医師の生前の言葉を紹介します。

「我々が患者の力になれるのは、たった5％だけです。残りの95％は、患者の治癒力を引き出してあげて下さい」

自分で日々創意工夫して、健康増進してください。素晴らしい未来は、素敵な姿勢をしている方のところへ届くはずです。

最後に、本書の執筆にあたりまして多大なお力添えをいただきました産業能率大学出版部の坂本清隆様、瓜島香織様、(有)インプルーブ小山睦男様、そしていつも私を見守ってくれる家内と子どもたちに、この場をお借りして深く御礼申し上げます。ありがとうございました。

中村 彰宏

● **参考文献**

『医学不要論』内海聡著　廣済堂出版

『医師が教えるゼロポジ座り 疲れない、太らない、老けない』
　中村格子著　講談社

『カラダが変わる！ 姿勢の科学』石井直方著　筑摩書房

『からだの土台』〜スポーツ指導者に贈る身体バランスの話〜』
　関口正彦著　理論社

『「体を温める」とすべての痛みが消える──腰痛、ひざ痛、股関節痛、
　間欠性跛行が治った！』坂井学著　マキノ出版

『究極の身体』高岡英夫著　講談社

『キレッキレ股関節でパフォーマンスは上がる！』高岡英夫著
　カンゼン

『「首の後ろを押す」と病気が勝手に治りだす 神経の流れを正せば奇
　跡が起こる』松久正著　マキノ出版

『正しく理想的な姿勢を取り戻す 姿勢の教科書』竹井仁著　ナツメ社

『「自律神経免疫療法」入門──免疫力を高めて病気を治す画期的治療
　法 すべての治療家と患者のための実践書』福田稔著　三和書籍

『図解入門よくわかる股関節・骨盤の動きとしくみ』國津秀治著
　秀和システム

『「脊柱管狭窄症」を自分で治す本　体を温めると痛みが消えて跛行も
　改善』坂井学著　マキノ出版

『その痛み、手術しなくても治ります！ 椎間板ヘルニア・脊柱管狭窄
　症・変形性膝関節症・坐骨神経痛』清水泰雄著　現代書林

『体幹と骨盤の評価と運動療法』鈴木俊明著・監修、大沼俊博著・編、
　池田幸司著、木津彰斗著、清水貴史著、西谷源基著、野口翔平著、
　三浦雄一郎著、森川智貴著、渡邊裕文著、園部俊晴編　運動と医学
　の出版社

『[断薬]のススメ』内海聡著　ベストセラーズ

『年をとっても ちぢまない まがらない──一日五秒、筋トレで背筋ピシッ！』船瀬俊介著　興陽館

『パソコン疲れは首で治せる！』松井孝嘉著　角川アスキー総合研究所

『Newton ライト「筋肉のきほん」』ニュートンプレス

『マッスルインバランスの理学療法』荒木茂著　運動と医学の出版社

『まんがでわかる自律神経の整え方「ゆっくり・にっこり・楽に」生きる方法』小林弘幸・一色美穂著　イースト・プレス

『免疫革命』安保徹著　講談社インターナショナル

『「免疫を高める」と病気は勝手に治る』安保徹・福田稔著　マキノ出版

『腰痛・ひざ痛がみるみるなくなる！ 腰割り体操』鍛山親方・中元皓希与監修　八重洲出版

『脊柱管狭窄症克服マガジン 腰らく塾』Vol.10 2019 年春号　わかさ出版

「稲盛和夫氏を奮起させた「松下幸之助の言葉」～「念ずれば花開く」には深い意味がある」東洋経済オンライン 2017 年 9 月 28 日

著者紹介

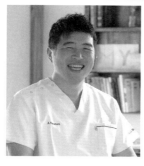

中村 彰宏（なかむら あきひろ）

柔道整復師・鍼灸師・カイロプラクター・整体師
株式会社 SANPOU
「あなた良し、私良し、社会良しの三方良し」
（なかむら整骨院【しせい本舗】）
代表取締役

　高校・大学・社会人クラブとラグビー部キャプテンを務め、兵庫県選抜・国体強化選手となる。大学2回生のときに、ラグビーで受けたケガで「手術しないと死ぬかもしれない」と宣告され、死を意識する。それを機に西洋医学以外の療法を求めるようになる。その後、手技療法でケガが治ったことをきっかけに、カイロプラクティックの勉強を開始。そして国家資格である柔道整復師・鍼灸師を取得。脊椎矯正師、ガンステッド療法、整体、一級手技療法士、helth consultantなどの療法を習得する。

　2005年に兵庫県姫路市に「なかむら整骨院」を開業。2017年に株式会社SANPOUを設立し、手技療法の技術指導と治療院のコンサルティングを行う。これまでに施術した患者数はのべ20万人にのぼるも、多忙を極め、42歳で突然倒れて身体機能の一部を失う。しかし、その苦悩の経験を社会に役立てたいと考え、本物の健康法を追求し、啓蒙する。

【著者施術場所】
なかむら整骨院・しせい本舗
〒670-0084　兵庫県姫路市東辻井3目3-18
Mail：a8mail.com@gmail.com
HP：https://an-ookini.com/

書籍コーディネート：㈲インプルーブ　小山睦男

1日3分から始める！
姿勢改善メソッドで
「元気な身体」を手に入れる 〈検印廃止〉

著　者	中村　彰宏
発行者	杉浦　斉
発行所	産業能率大学出版部
	東京都世田谷区等々力 6-39-15　〒158-8630
	（電　話）03（6432）2536
	（ＦＡＸ）03（6432）2537
	（振替口座）00100-2-112912

2019 年 12 月 15 日　初版 1 刷発行

印刷・製本所　日経印刷

（落丁・乱丁はお取り替えいたします）　　ISBN978-4-382-05776-0
無断転載禁止